Macrobiotique Guide Book

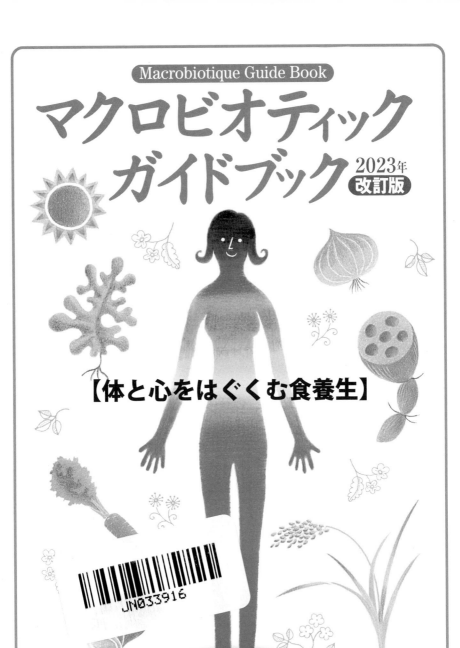

マクロビオティック
ガイドブック

2023年
改訂版

【体と心をはぐくむ食養生】

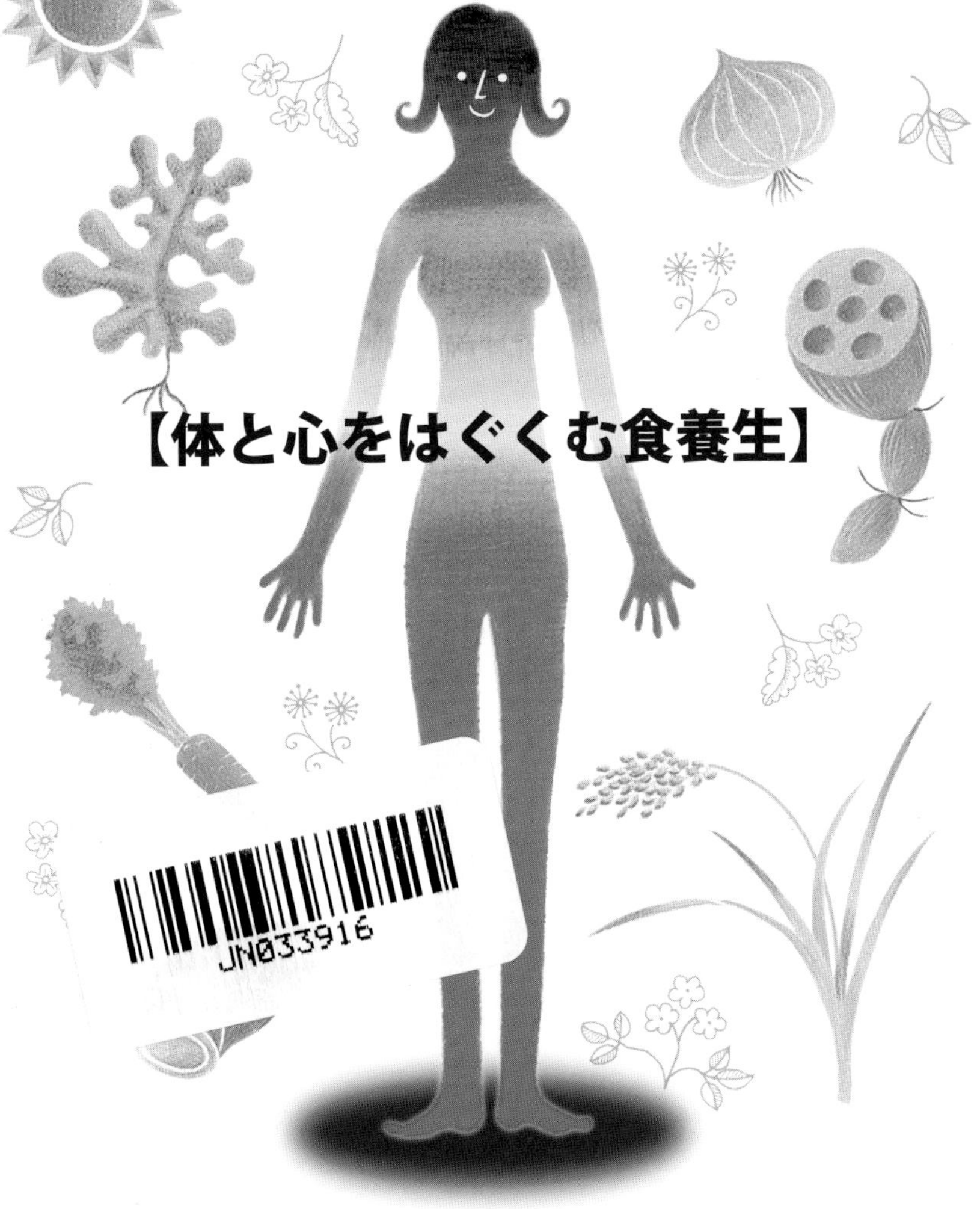

目次

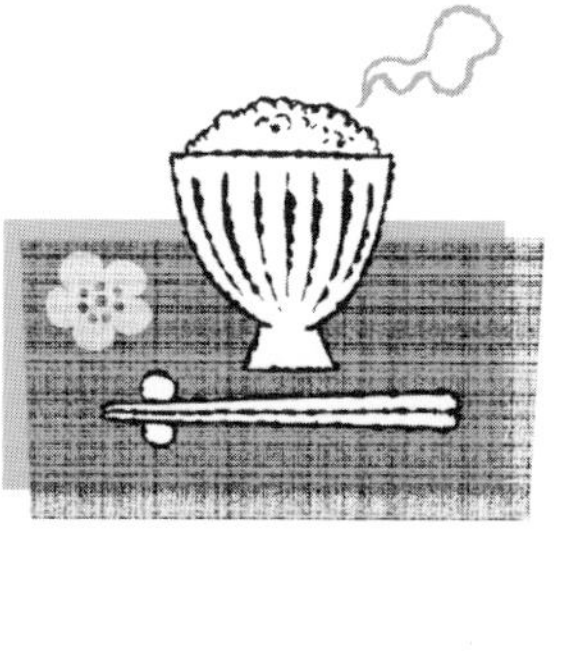

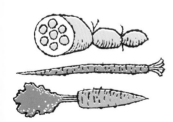

いまや世界各国で広がっているマクロビオティック。その生まれ故郷は日本。本書はマクロビオティックの基本をわかりやすくまとめた実践的な入門書です。大自然の法則とともに思いっきり生きませんか。より健やかに、より美しく、あなたの生命を元気にする楽しい内容が満載です。

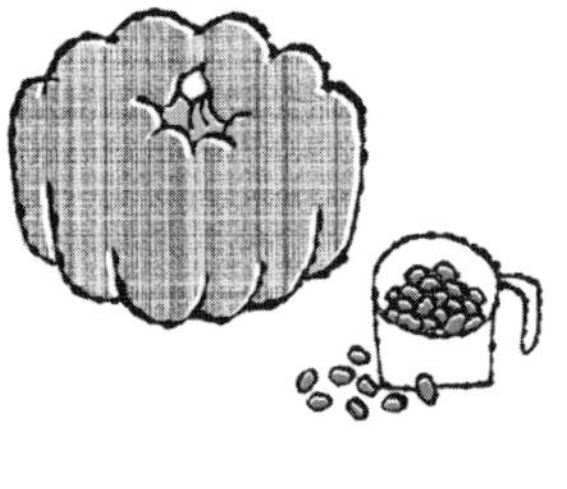

はじめに

マクロビオティックって 食事法？ 健康法？ それともダイエット法？

マクロビオティックと聞くと健康や美容、ダイエットによさそう、玄米と野菜が中心でおいしくなさそう、自然食品を使い高価なのでちょっと手が届かない、セレブがしている特別な食事法、などの声を多く聞きます。しかしマクロビオティックの本当の姿は少し違います。

そもそも、マクロビオティック「ＭＡＣＲＯＢＩＯＴＩＱＵＥ」は、「ＭＡＣＲＯ＝大きい」「ＢＩＯ＝命」「ＴＩＱＵＥ＝術」という言葉をつなげたもの。大きな視点で命を見ること（術）を意味しています。

私たちの体は食べたものでできています。ですから食事がとても大切。マクロビオティックの食事を続けると美容やダイエットに効果があり、病気の予防にもつながるので、どうしてもそこに注目が集まりますが、それだけではありません。マクロビオティックは生き方や思想も含めた考え方であり、生活法でもあるのです。

マクロビオティックはベジタリアンやヴィーガンと同じなの？

マクロビオティックは穀物と野菜を主とした食事法を基本としています。そのため最近ではヴィーガン（動物性を一切摂らない食事法）やベジタリアン（菜食主義）の一派にくくられることもあります。しかし、マクロビオティックにおいては、穀物菜食

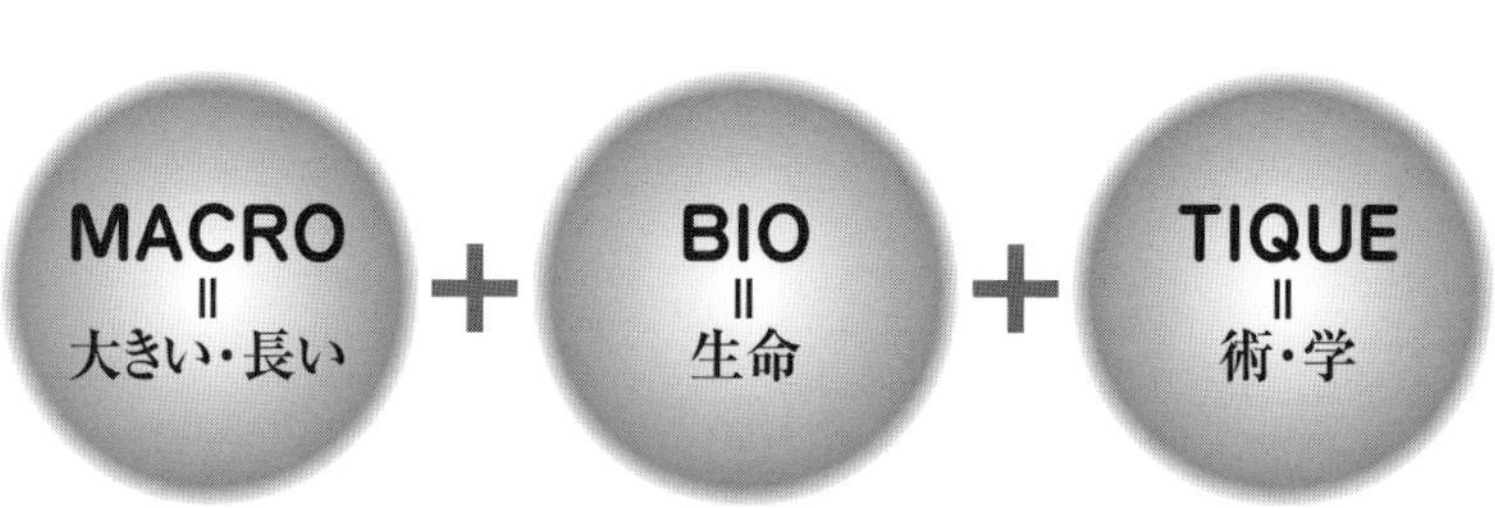

マクロビオティックは
「長く思いっきり生きるための理論と方法」
そして「大きな視野で生命（いのち）を見ること」

はあくまで基本で、住む環境や季節、体調や目的によっては動物性食品を柔軟に摂取したりします。

マクロビオティックは、東洋哲学の陰陽論を基にした環境と身体の調和を目指す養生思想から派生しているため、宗教的な食戒律や動物愛護などの社会思想から派生したベジタリアニズムと単純に比較することができません。

もちろん、温帯地域に位置する日本においては、玄米を中心とした穀物菜食が合っているとされるため、その意味ではヴィーガンやベジタリアンとの比較も可能でしょう。しかし、マクロビオティックは、穀物菜食を基本に、陰陽にもとづいて自分に合う食べ物、食べ方を柔軟に選択していく食事法です。決して動物性食品を否定する食事法ではありません。

ここで注意していただきたいのが、今流行の糖質制限の食事法です。ごはんの糖質は長い間日本人の生命活動を支えてきた大切な栄養素。これを無視した糖質制限は低炭水化物、高タンパク質で高脂肪になりやすく、長く続けた場合の健康リスクも報告されています。

マクロビオティックは海外からきたもの？

カタカナ表記の「マクロビオティック」は、海外の食事法？と思われがちですが、マクロビオティックは日本発。日本人が昔から食べてきた伝統食がベースです。といっても残念ながら、マクロビオティックが広く知られ実践されてきたのは、本家本元の日本よりもアメリカやヨーロッパ。特にアメリカでは、マクロビオティックが国民の健康に寄与したことを称えて、スミソニアン博物館（アメリカ国立歴史博物館）に玄米とともに活動資料が展示されているほどです。

＜他の食事法とマクロビオティックの比較＞

名称（実践者）	穀　物	野　菜	動物性食品	調理法	特　徴
マクロビオティック（マクロビアン）	○ できるだけ全粒穀物。（玄米を推奨）	○ 旬のものを。できるだけ皮も食べる。	△ できるだけ控える。	火を通す場合が多いが、季節や体調に合せて調理。	穀物を中心に、独自の考え方（陰陽理論）に基づいて、バランスよく季節の野菜や海藻、漬け物を摂る。
菜食主義（ベジタリアン）	○ 摂る。	○ 積極的に摂る。	△ 摂る場合もある。	野菜などは生食が多い。	動物性食品の一部、または全部を避ける食生活を行う。
絶対菜食主義（ヴィーガン）	○ 摂る。	○ 積極的に摂る。	× 摂らない。	野菜などは生食が多い。	ベジタリアンの一種。動物性のものは衣食住全てにおいて避けた生活を行う。

※マクロビオティックは日本などの温帯地域の場合です。

考え方のルーツは日本の伝統的和食と養生思想

マクロビオティックのルーツは、日本の伝統的な和食（お米を中心とした主食に味噌汁と少量の副食が添えられる形式）に、中国から伝来した養生思想が習合したことにあります。

江戸時代には、貝原益軒の「養生訓」など100冊を超える養生本が発行され、昔ながらの伝統的な食の勧めや食の戒めが盛んに語られました。明治時代に石塚左玄が食養・陰陽理論にまとめ、それを桜沢如一（さくらざわゆきかず）が進化させ、わかりやすく体系化し、マクロビオティックとしたのです。その後、桜沢如一・里真（りま）夫妻とその弟子、久司道夫や菊池富美雄、田中愛子などの先達の方たちが欧米を中心に世界に広め、現在に至っています。

マクロビオティックの特徴は？

大きな特徴は、「身土不二」「一物全体」「陰陽調和」という3つの考え方です。

そして、マクロビオティックの中心になる食事はとてもシンプルです。例をあげると、まず、ごはん（全粒穀物）がメインで、味噌汁、きんぴらや煮物など季節の野菜料理、漬け物少々が基本。昔の日本人が当たり前に食べていた食事です。粗食と感じるかもしれませんが、心身ともに元気になる素晴らしい食事なのです。

なぜ、食事が基本なの？

私たちは季節や気候風土などさまざまなものから影響を強く受けますが、それを変えるわけにはいきませんね。一方、自分で自由に変えられ、大きな影響を受けているのが食べ物です。自分をよい方向に変えたいと思ったら、まずは食事を変えてみてください。よい食事を続けていくと、よい変化に気づくことでしょう。

私たちは私たちの食べた物でできていることが実感できます。

肉や魚、乳製品などの動物性食品は使えないの？

歴史を見れば、肉、魚、卵、乳製品などの動物性食品は最近になって日本人がたくさん摂るようになったもの。これらの食品はマクロビオティックの視点から見ると、日本の風土、気候では体に負担をかけるため、控えた方がよいとされています。禁止というわけではなく、量と質の問題とも言えます。鶏肉や魚、卵を食べたい時は、量や付け合わせを考えて、よく噛んで食べましょう。細かいことに惑わされることなく全体をみる、マクロの視点を持つことがマクロビオティックの本質ですから、「あれもダメ、これもダメ」というような窮屈なものではありません。

マクロビオティックを続けると・・・

マクロビオティックを続けると、自分の身体の声を聞くことができ、言いかえれば自分の体質や体調を知るようになり、そのときどきに合った食事ができるようになります。つまり、世界中のどこで生活しても環境の変化に対応してバランスのとれた良い食生活ができるようになるのです。

といっても、マクロビオティックは単なる健康食や食事法にとどまりません。身体を健康にするだけではなく、同時に心も健康にすることを目指します。そして、心身の健康を通じて人間が本来持っているやさしさ、穏やかさを取り戻し、人々が幸せになり、社会の平和が実現されることを目的としています。そのために、自然の恵みに感謝し、地球という自然の中で生かされていることを感じ、学ぶのがマクロビオティックの本質なのです。

マクロビオティックを学ぶと、何事も自分で判断できるようになります。

それを実現するのが日々の食事です。マクロビオティック食は、authentic（本物の、信ずるべき、伝統的な）food（食事）といえましょう。

マクロビオティックの具体的実践効果は・・・

【身体的側面】

・体調を整え、健康を維持することができる。
・健康的にダイエットできる。
・生活習慣病を防ぐ。

【精神的側面】

・気持ちが明るくなり、ストレスが少なくなる。
・精神が強くなり、生きていく気力が高まる。
・頭が冴え、判断力が向上し、さまざまな問題に対処しやすくなる。
・生活習慣が改善される。
・人間関係が円滑になる。

【社会的側面】

・一物全体食により生ゴミが減る。
・自然な農業や土地を守ることにより、エコロジーに役立つ。
・大きな視野をもった個人が増えることにより、社会環境が改善される。
・和食文化の継承につながる。
など

1章　マクロビオティックの成り立ち

日本の伝統的和食の成立

日本の国土は、地球上の環境の中で、とても中間的な位置にあり、陰陽が調和した国といえます。

・北半球（北極と赤道）の中間に位置する
・最大の大陸と最大の大洋の中間に位置する
・世界のプレートが合流する
・寒流と暖流が交じり合う
・高気圧と低気圧がせめぎ合う
・春夏秋冬という四季が明確に均等にある
・真ん中に高い山があり、無数の小さい川が両側に流れ、緑と水にあふれている

このような国土で豊かに実ったのが中庸な穀物であるお米です。日本はそのお米を中心とした穀物を主食とする文化を広めることで平和的に国を統一してきました。天皇は武力の長ではなく、稲作祭祀の長として国を治めてきたのです。そして、お米は単なる食べ物ではなく、日本人の宗教、思想、文化、精神に深く根差していったのです。

そんな歴史の中で成立してきた「和食」は、主食に穀物、副食に季節の海のもの山のものを配置します。それは、国土の自然環境と調和して、日本人が持続可能に暮らしていくための食のバランスだったのです。

江戸の養生思想の発展

東洋の医療観の中心には「養生思想」がありました。養生とは、生や気を養う、つまり身体の状態を整え健康を増進すること、病気の自然治癒をうながすことなどを指します。古代中国では、無為自然を重視する老子や荘子などの思想が盛んになり、過度な飲食を慎み、規則正しい生活を重視した養生という考え方が生まれました。その後、養生は、疾病予防、強壮、老化防止などの手段として東洋医学に取り入れられていきました。

日本にも平安時代にその思想は輸入され、江戸時代には、飲食を中心とした養生法が独自に発展し100冊を超える養生本が発刊されました。その代表である貝原益軒（1630年~1714年）の「養生訓」は江戸の大ベストセラーになりました。

マクロビオティックの原点、石塚左玄の食物養生法

明治時代の国家的な西洋医学の導入により衰退した江戸の養生法を引き継いだのが石塚左玄です。石塚左玄は、養生思想を化学的に捉え直し日本の伝統的な和食を基本にした食物養生法（食養）に発展させました。

食物養生法で確立された「食物至上論」「穀物動物論」「風土食論」「自然食論」「夫婦アルカリ論」などの考え方は、形を変えてマクロビオティックに継承され、また食養普及団体「食養会」を発足（1907年~1942年）させたことから、石塚左玄は、マクロビオティックの原点でありマクロビオティック運動の実質的な出発点とされています。

石塚左玄（1851年~1909年）

明治時代の軍医であった石塚左玄は、明治政府によるドイツ医学の導入により養生思想や東洋医学は迷信とされ衰退する中、江戸の養生法の思想を引き継ぎ、西洋のミネラル学説を東洋の陰陽論で二つに分けてバランスをとると健康になるという考え方をコラボレーションすることにより、独自の食物養生法を確立する。

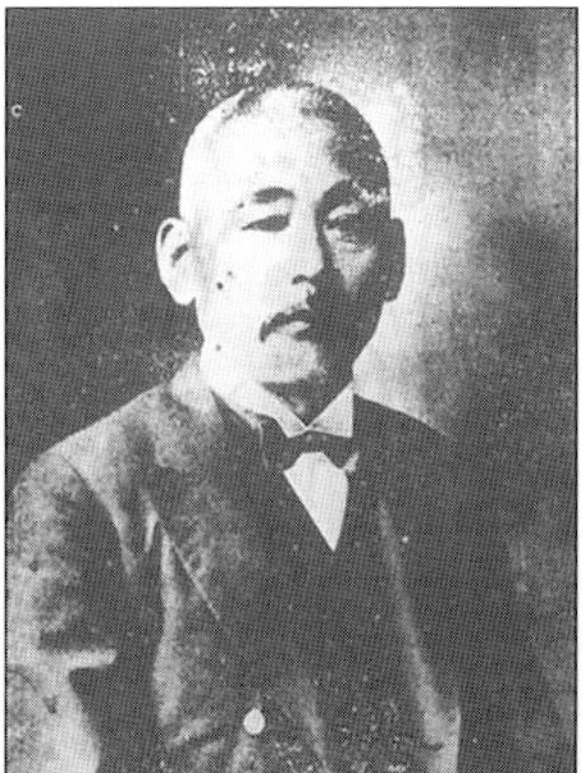

マクロビオティックの創始者、桜沢如一

石塚左玄の食養を引き継ぎ、マクロビオティックに発展させ、世界に広げたのが桜沢如一です。

桜沢如一は、石塚左玄の「夫婦アルカリ論」を東洋哲学の易の陰陽論に置き換え、食のみならず、全ての現象を陰陽でみることで健康と平和を確立する「無双原理」を提唱し、それを世界に発信することによってマクロビオティックという世界観を確立しました。

桜沢如一（1896年～1966年）

幼少から体が弱く19歳の頃から悩まされた結核や体調不良を、石塚式食養法で健康を回復したことにより、1916年に食養会に入会し活動を開始。食養の普及運動に天才的な資質を発揮し、石塚左玄の「食養運動」を、より大きな健康と平和への世界観を内包した「マクロビオティック運動」へと拡大していく。「さくらざわ　ゆきかず」と読むが、「にょいち」と呼ばれることもある。海外では、「ニョイチ・オウ（桜）サワ」を「George《ジョージ》 Osawa《オーサワ》」と英語表記にして活動する。晩年は、「G.O.」と呼ばせた。

左玄の「夫婦アルカリ論」は、食物中の微量ミネラルであるナトリウムとカリウムという化学的成分の拮抗が、私たちの健康を左右する大切な要素であると唱えました。つまり、ナトリウムは動物性食品に多く、体を引き締め温める効果があり、カリウムは植物性食品に多く、体を緩め冷やす効果があるとしました。ただ、左玄のこのナトリウム・

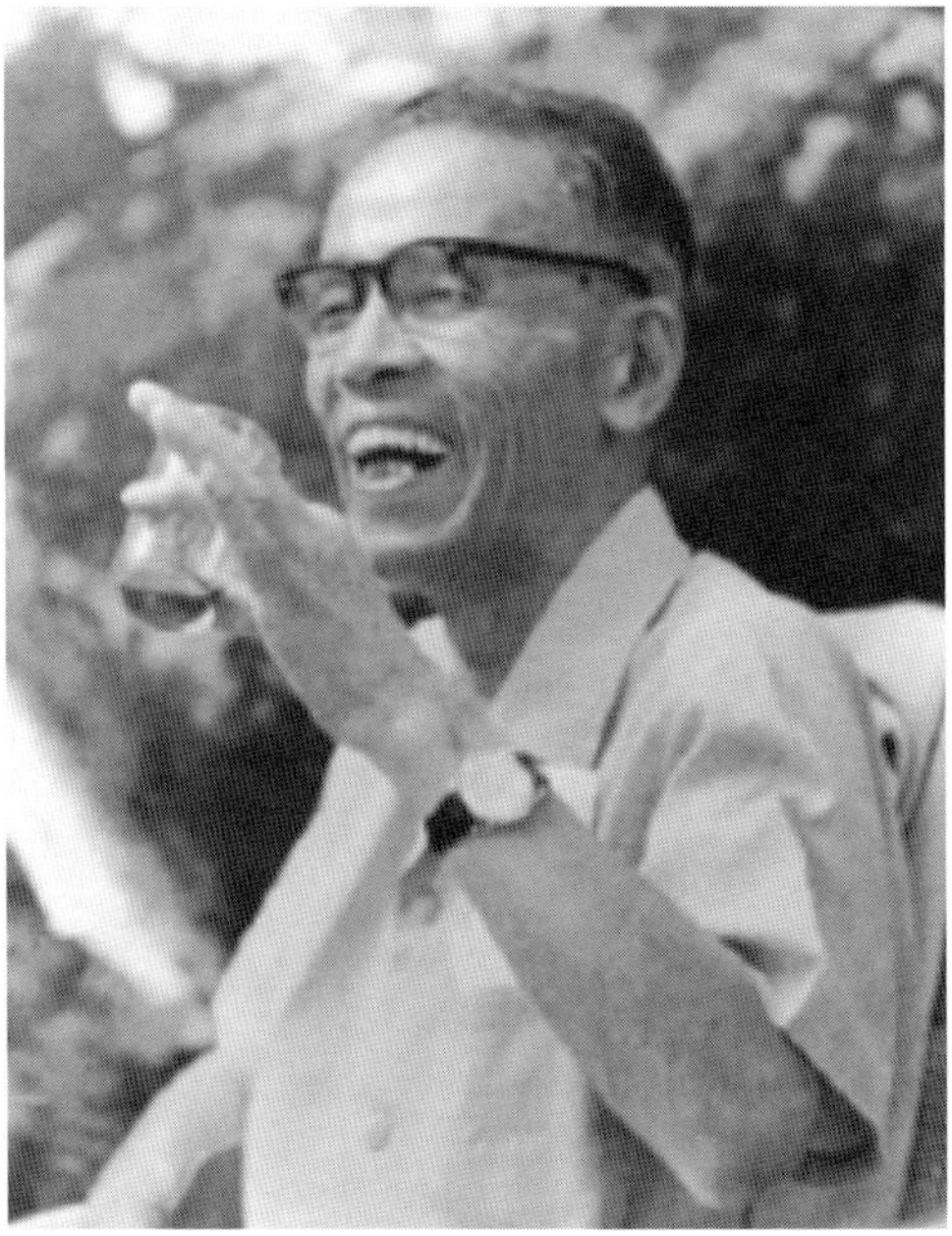

カリウムの拮抗理論は、純粋な化学ではなく漢方の陰陽論との折衷的な考え方であったため、そもそも陰陽論の素地のない西洋の人々には到底理解できるものではありませんでした。

そこで桜沢は、食養の根本原理をナトリウムとカリウムという化学的成分だけに依拠するのではなく、易の陰陽の考え方を独自に整理し、この世界のすべての事象は、求心力である陽と遠心力である陰によって成り立ち、食品中のナトリウムは、その陽性なる力の化学的現れであり、逆にカリウムは、陰性なる力の化学的現れであるとしました。そして、これらの陰陽の性質は、化学的成分だけではなく、色、形、熱、状態など現象世界のすべてに現れ、その陰陽の法則を理解していれば、どこにいても、どんな時どんな状態でも、自分にあった健康を確立する食物の選択や調理の仕方、生活の仕方、人生の選択までの羅針盤となるのが「無双原理」という考え方でした。

食養からマクロビオティックへ

桜沢は石塚左玄の「食養」を土台に、無双原理という陰陽の考え方をもとにした生活法を提案することになります。そして、第二次世界大戦という悲劇に立ち向かう中で、対立する西洋思想と東洋思想の統合的な思想を探求し、最終的には宇宙観にまで広がった陰陽調和論を展開しました。そして、その考え方を世界に伝えるにあたって、桜沢は1950年代から長寿法の訳語として「マクロビオティック」という言葉を使いました。「マクロビオティック」という言葉は、18世紀のドイツの医師、クリストフ・ヴィルヘルム・フーフェラントが著した「マクロビオティック長寿法」に由来するといわれています。

ですから「食養」という言葉は、主に石塚左玄の「食物養生法」を意味しますが、「マクロビオティック」という言葉は、食養のみならず、桜沢如一の陰陽論、宇宙論を包含した世界観を意味するようになったのです。

世界に広がるマクロビオティック

第二次世界大戦後、桜沢はマクロビオティックの普及活動を世界へと広げていきます。戦後、桜沢は積極的に世界に通用する人材の育成に力を入れ、30人近い弟子が海外へ送り出されました。また、自身も1953年から足かけ10年の歳月を掛けてインド、アフリカ、フランス、ベルギー、スイス、ドイツ、スウェーデン、イタリア、イギリス、そしてアメリカで普及活動を行い、世界にマクロビオティックの種をまいていきました。

海外にマクロビオティックが普及した理由

桜沢が日本国外にマクロビオティックを普及した主な目的は二つありました。

一つは敗戦による日本の食の欧米化を止めることはできないと考え、その大本である西洋世界にマクロビオティックを普及し、世界に認められた日本の伝統食が逆輸入される形で、日本人に自国の文化を再認識させようとする試みでした。そして二つ目は、西洋世界の肉食過剰が起こした戦争（環境に合う以上の動物性食品を摂ると陽が過剰になり、アジアや南国の陰性な民族を支配しようとする植民地主義から戦争が起こると桜沢は考えた）を二度と起こさないため、穀物菜食を基本とした、日本の伝統的な健康と平和の原理を全世界に伝えるためでした。

桜沢は、人類の歴史にない悲惨な戦争を食い止められなかった責任を生涯感じながら、世界の恒久平和を目指して亡くなる直前まで、マクロビオティックを普及し続けました。

マクロビオティックの後継者たち

桜沢如一の死後、桜沢の遺志を継いだ弟子たちが、国内外でのマクロビオティックの普及を担っていきます。その主な弟子を紹介します。

桜沢里真（１８９９年〜１９９９年）

桜沢如一の指導で健康を取り戻し、夫人となった桜沢里真は、如一と共に世界を訪れ、世界の郷土料理のエッセンスをマクロビオティックに取り入れる。質素なイメージの食養料理を、原理はそのままに華やかな料理に進化させ、世界でも受け入れられるマクロビオティック料理を確立した第一人者。享年１００歳まで夫、如一の遺志を引き継ぎ、マクロビオティックの普及に尽力した。「マクロビオティッククッキングスクール リマ」は、桜沢如一が１９５７年に設立したマクロビオティックの普及団体「日本ＣＩ協会」内に、里真が１９６５年に開校した歴史あるマクロビオティックの料理教室。

岡田周三（１９０５年〜１９８３年）

桜沢から関西のマクロビオティック普及の命を受けて、１９５７年に食養新生会を発足。食養新生会は１９８３年に正食協会となる。

大森英櫻（１９１９年〜２００５年）

桜沢の死後、日本のマクロビオティック界を牽引する。じゃこ一匹食べない純正正食を提唱し、正食医学を確立。１９９５年より宇宙法則研究会を主宰する。

久司道夫（１９２６年〜２０１４年）

桜沢の命により、１９４９年に渡米。１９８０年にクシインスティテュートを設立し、ボストンを中心に世界のマクロビオティック運動に影響を与える。

それぞれの弟子たちが、地域性の違いや普及する対象者の違いなどを考慮して伝える工夫をしてきたため、現在さまざまなスタイルでのマクロビオティックが世界に広がっていますが、どの流派も土台には、桜沢如一の思想があり、その遺志を継いでいます。また現在は、桜沢の直弟子たちの時代は終わりをむかえ、その直弟子たちに教わった指導者たちが、マクロビオティックを脈々と現在進行系で普及しています。

2章　マクロビオティックとは

マクロビオティックとは、人の健康と地球の健康をマクロな、つまり大きな視野で見ることです。それでは、そのような視野から「食」を考えると、人間はいったい何をどのように食べたらよいのでしょうか。

一、マクロビオティックの基本「身土不二」「一物全体」「陰陽調和」

マクロビオティックの5つの柱の中で、「よく噛むこと」と「腹八分」は一般的にも言われていることですが、「身土不二」「一物全体」「陰陽調和」はマクロビオティック独自の考え方です。この考え方に則っていれば、体も心も自然とバランスがとれてくるのです。

身土不二

身土不二は、日本の伝統食の基本で、「身体と環境は切り離せない」ということです。具体的には「その土地でとれたものを、その旬に食べる」「自分の住んでいる土地の、季節のものを食べると身体によい」ということです。私たちの身体は、食べ物を始めとして、さまざまなものを環境から取り入れています。その環境になじんで健康に暮らすには、その土地、その季節に合った食べ物をとる

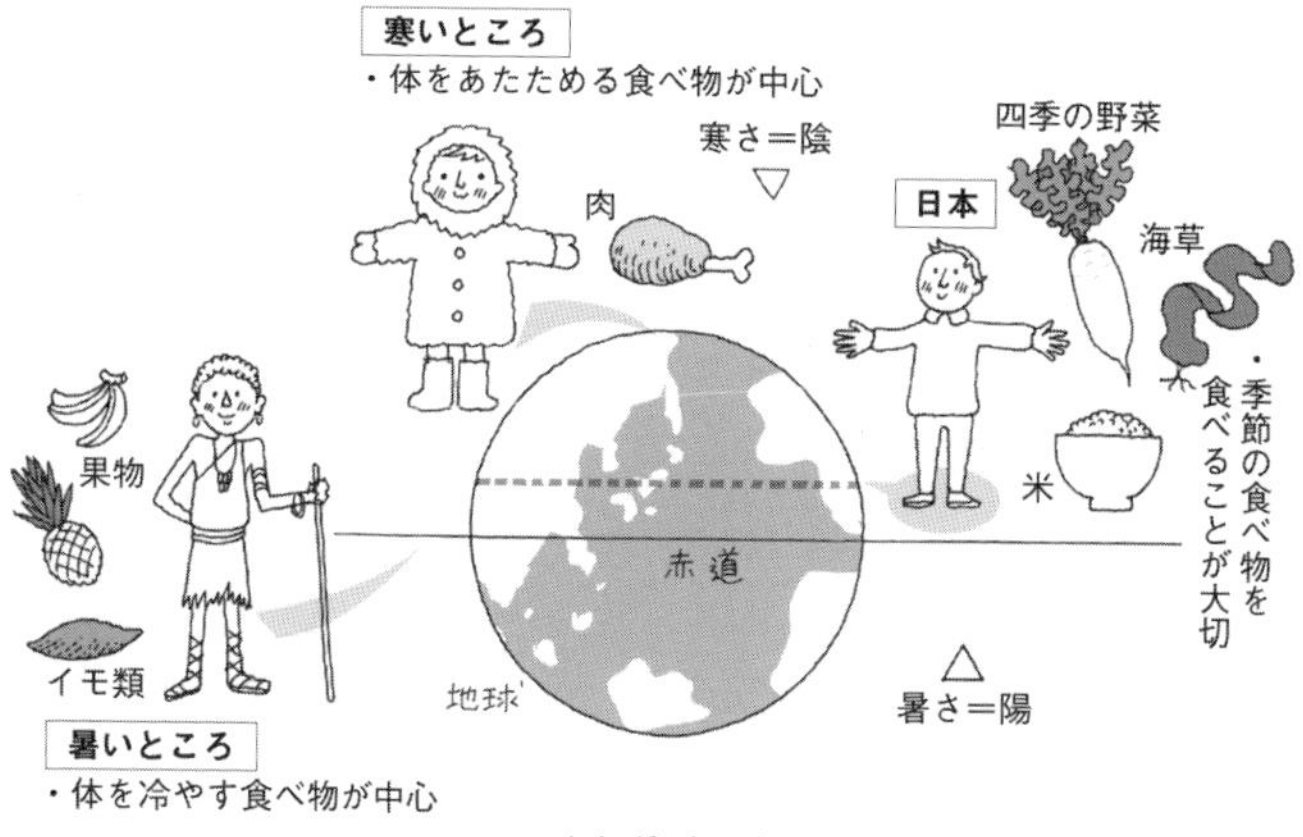

『身土不二《しんどふじ》』

ことが大切という考えです。

陰陽の考え方にも通じますが、遠く離れた熱帯の食べ物や夏の野菜は、暑さに対応しやすいように身体の熱をとり、ゆるめる働きをする成分が多く含まれます。これを冬に食べれば、ますます冷えて身体の調子が悪くなってしまいます。冬の野菜には、寒さに対応しやすいように身体を温める成分が多く含まれますから、旬の野菜をとるのが基本というのは理にかなっています。できるだけ国産の旬のものを選びましょう。

自然の中で育った野菜は生命力が強く、栄養も豊富です。たとえば、寒い時期露地で育てた野菜は、凍らないよう野菜の成分が濃くなり、甘みがあって美味しいのです。温室育ちの野菜と比べて味もよく栄養価も高く、値段も安くて経済的です。

一物全体

「一物全体」とは「食べ物は、丸ごと食べるほうがいい」という考え方です。野菜なら、葉や皮、根など全部があって生きています。ですから、全体を食べることで、食べ物の命をそのままいただくのです。

一番わかりやすいのがお米です。お米を丸ごとといっても籾は食べられないので、玄米を食べるのがベストです。玄米は栄養バランスが理想的で、蒔けば芽が出て、生命力に溢れてまさに一物全体です。ところが、精米して白米にすると栄養価は激減してしまいます。米や小麦などの穀物なら、「丸ごと」というのは精白していないものと考えてください。栄養素から見ると、穀物の皮や胚芽、野菜の皮には、他のところには入っていないビタミンやミネラルが含まれています。また、かたい皮や芯の部分は食物繊維が豊富で、腸の健康に役立ちます。

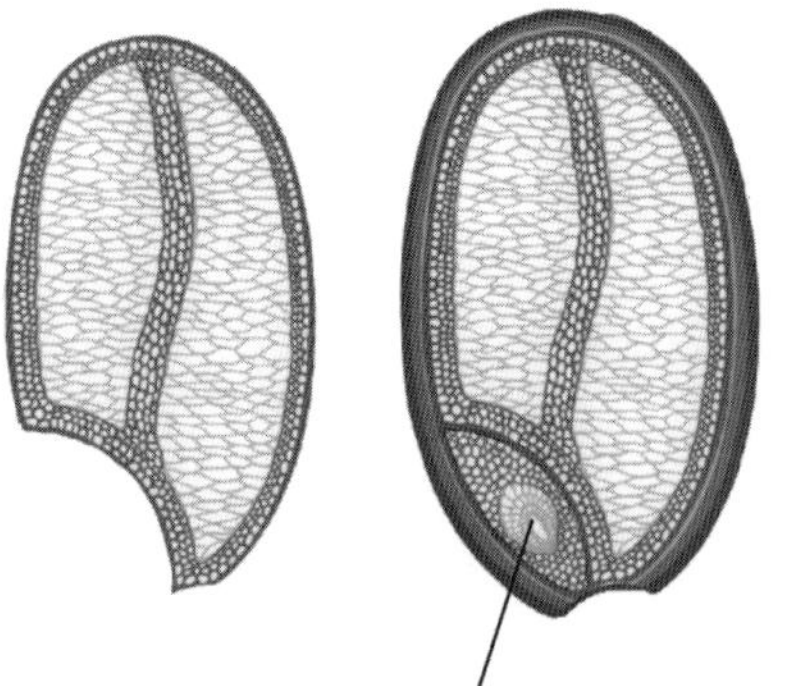
玄米は何種もの皮に
おおわれている
胚芽
白米は、胚芽の部分
さえなくなっている

食べ物は全体で調和がとれていて、丸ごと食べることで、食品成分表の数字には表せない力を体感できることでしょう。

野菜はよく洗い、できるだけ皮つきのまま調理するのが基本です。根や葉も生かして使い切るようにしましょう。できれば有機栽培や自然栽培の野菜を選ぶのが良いですが、農薬が心配なら、流水でよく洗うとよいでしょう。大根や人参、かぶは、できるだけ葉つきのものを選び、葉は茹でてお浸しやごま和えにできます。ごぼうは灰汁《あく》を抜かず、丸ごといただきます。キャベツなら固い外葉は蒸して細切りにして八宝菜や炒めものにでき、芯は甘いのでスープの具に最適です。小松菜などの葉物は根の部分も刻み、一緒に調理します。根だけを炒めて味をつけ、きんぴらにしてもよいでしょう。ねぎのひげ根は、天ぷらにするとパリパリとした食感が楽しめます。だしをとった後の昆布や椎茸は佃煮にするとよいでしょう。

このように一物全体を実行していくと健康になるばかりか捨てるものがないので、生ゴミはほとんど出ません。皮も剥かない分、時間や手間が減ることも大きなメリットです。そうして、物を大切にする感覚が身につき、自然にライフスタイルが変わっていくのを実感できることでしょう。地球環境にもやさしいことがわかります。

陰陽調和

陰とは？　陽とは？

外へ拡がるエネルギーを陰、また内へと縮まるエネルギーを陽という符号で表しました。陰は拡散で遠心力。陽は凝縮で求心力です。陰と陽は反対の力でありながら、お互いを引き合い、助け合っています。しかも、その力は全くの同等ではなく、少しの差があります。これが陰陽の力の仕組みと成り立ちであり、決まり事なのです。また、陰と陽の力はいろいろな性質を生み出し、宇宙の決まり通りに分離・統合しながら、あらゆる現象・事象に変化していきます。

全てが陰と陽の合体です

どんな現象・事象も陰、または陽の力だけではなく、多少・強弱によって成り立っています。陰性を▽、陽性を△の印で表します。例えば、リンゴには回りに陰性な果肉があり、中心には陽性な黒い種があります。陰性の力が多く強ければ陰性、逆に陽性の力が多く強ければ陽性といいます。単純に陰性、陽性とはいえません。現象・事象を比較し、陰陽の差を認めることが大切です。

陰陽の動き方

ひとつの現象・事象の中に相反する力があるということは、この力は強く引き合っているということです。強い陽性があれば、それと同じだけの強い陰性があります。それが結びつき調和します。これを「中庸」といいますが、絶対的な中庸の状態はなく、必ず少しどちらかに傾いています。ですから、陰陽の差の大きいものがそばにくると影響を受け、変化してしまいます。これが陰陽の力の決まった動き方なのです。

陰陽バランス

人間の健康や性格、それに自然現象や政治経済にいたるまで、陰陽どちらにも偏りっぱなしになることなく、二つの性質がほどよく保たれている

■陰陽分類図

分類	▽遠心力 ←――― ✡ ―――→ 求心力△
視覚	紫―藍―青―緑―白―黄―橙―赤―黒
多少・強弱	陰極 ←― 中庸 ―→ 陽極
温度	寒 ←― 冷 ←→ 温 ―→ 熱
味覚	えぐみ ←― 辛 ←→ 酸 ←→ 甘（デンプン） ←→ 鹹 ←→ 苦 ―→ 渋
触覚	ガス体 ←― 液体 ― 軟体 ―→ 硬体
重量	軽 ←→ 重
行動	静謐 ←→ 活動
力の方向	拡散分離 ←→ 凝集圧縮
動き	上昇 ←→ 下降
姿	長く、薄く、細く ←→ 丸く、短く、厚く、太く
音	高音 ←→ 低音
状態	風 ←― 水 ― 地 ―→ 火
感情	哀 ←― 楽 ― 喜 ―→ 怒
時空	空 ←→ 時
電波	短波 ←→ 電波 ←→ 長波
元素	O,N,P,K等 ←→ 各元素 ←→ H ,C,Li,As 等
素粒子	エレクトロン ←→ 中性子 ←→ プロトン

※「無双原理 易」日本CI協会刊

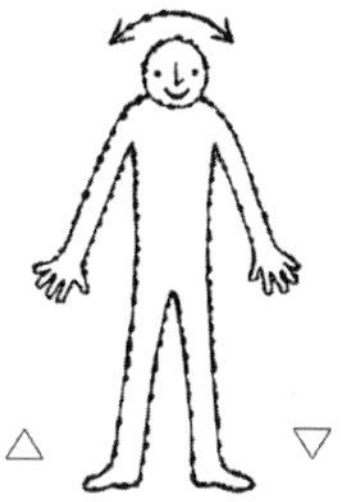

○　一定の範囲内の揺れで安定

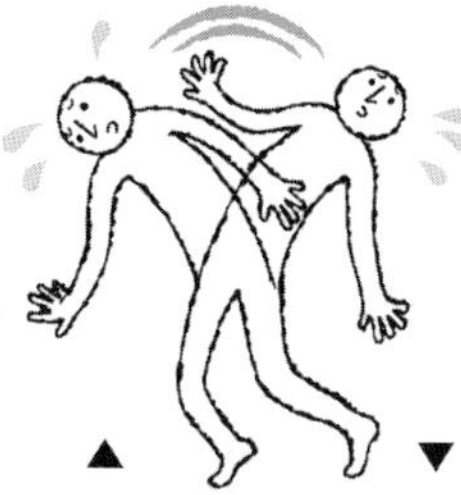

×　極端が多くなるともとに戻りにくい

なら、それらは穏やかでゆったりしたものになります。ものごとを適正にしておくには、この「陰陽バランス」を考慮に入れる必要があります。

これは決して、真ん中の一点にとどまり動かないということではありません。すべてのものが変化していく中、変化のバランスがとれていることなのです。それはすなわち、人智を超えた自然の摂理、宇宙の法則に調和していくことです。安易な相対主義は避けなければなりませんが、何か一つのものが絶対によいとか正しいとかと考えることは、往々にしてこの調和を崩してしまいます。生命にしても、必要な変化をしないことは病んだ状態なのです。

たとえば自律神経には交感神経と副交感神経があり、片方だけが優勢に働いているときはもう片方はあまり働かないという関係になっています。その交替が適切に行なわれるのが健康であって、どちらか一方ばかりが働くようになると、自律神経失調としてさまざまな不快感が現れるわけです。

宇宙も、人間が呼吸をするように、拡張と収縮を繰り返しているといわれます。バランスがとれているというのは、一定限度の「揺れ」のある状態です。つまり、極端に走ったり、一つの状況に固定されたりせず、しなやかに動いている状態なのです。

そういう状態であれば、一時的に大きな揺れがあっても、もとに戻りやすいでしょう。さまざまな事態に、速やかに対応することができるはずです。

二、日本の伝統食を見直そう

昔の人が丈夫だったのはきっと、身土不二と一物全体の原則が自然に守られていたからでしょう。あらゆるものが氾濫する中で、今の私たちは、ほんの少し頭を使わなければ「自然な暮らし」ができなくなってしまいました。でも、原則をつかんでしまえば、

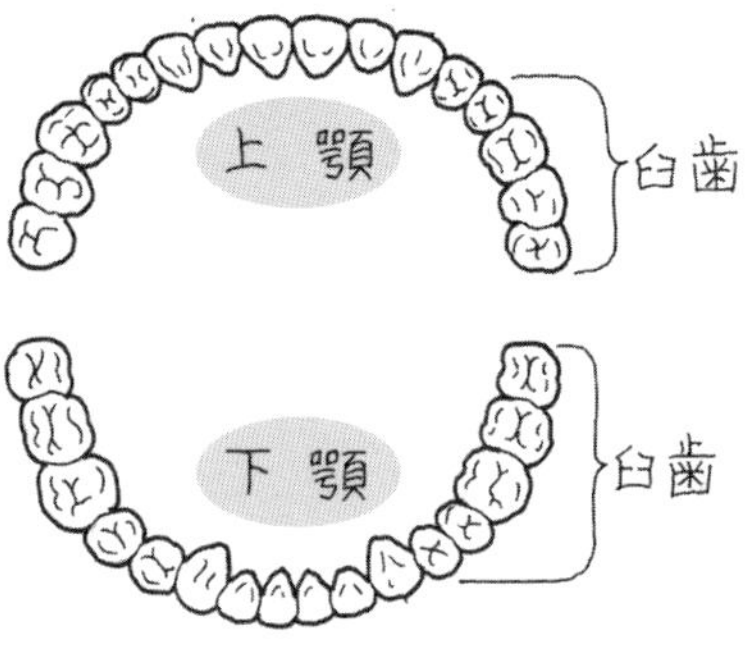

そんなに難しいことではありません。

ここではまず人類の食性について考えてみましょう。それには歯の構成と動きが大きな手がかりとなります。草食動物の歯は平歯で、左右に動かしながら草を食みます。肉食動物の歯は鋸歯で、肉を上下から噛み切って飲み込みます。人の歯は全部で32本あり、その内臼歯が大小合わせて20本あります。もともと臼歯は主に穀物に適した形をしています。そして人の下顎は、上下、左右、前後と自在に動くため、石臼を回すように穀物をすりつぶすのにちょうどよい構造になっています。またチンパンジーなどの類人猿と比べて歯や顎が小さく進化していることから、火で調理をした柔らかいものを食べていたことが推測できます。つまり人は、全体の6～7割を火で調理した穀物を主体にして、残りの3～4割は、その土地や季節にとれる野菜や動物を食べてきたと考えられるのです。

人類の食性は、歯の構成のほか、腸が肉食動物より長いことやでんぷんの消化酵素であるアミラーゼの活性が高いなど多面的にみて、穀物が中心らしいことがわかるのです。

では、身土不二の原則に則った食事とは、具体的にどんなものなのでしょうか。

あなたが日本に住む日本人（民族的に）なら、先祖が食べてきた、日本の伝統食ということになります。先祖代々食べてきたものは、消化・吸収しやすいように、体ができています。

日本人が長年食べてきた日常食といえば、やはりご飯に味噌汁、煮炊きした野菜ですね。さらに少量の豆類や種子類、漬物といったところでしょう。これに、そばやうどん、雑炊が加わります。海辺の地方なら、海藻や小魚、近海でとれる、あまり大きくない魚なども食べていたでしょう。調味料は、味噌、醤油、自然塩が基本です。

主食（穀物）など、いつも食べるもの、たくさん食べるものは、国産でまかないたいものです。輸入食品を食べる場合には、緯度のより近いところでとれたもののほうが、体にやさしいでしょう。

現代人は、昔の人と比べて、行動範囲も知識も広がっています。輸入食品やエスニック料理を味わうのは、ある意味自然です。けれども、民族としての体質はそれほど短期間では変化しません。また、人の体調は、たとえはっきり気づいていなくても、住んでいる土地の気候に大きな影響を受けています。ですから、自分の生物としての土台をしっかりさせるには、やはり日本の伝統食を基本にするべきです。その上で、各国の食品は、季節や体調に合わせて、上手に楽しむようにしたいものです。

三、食べ物も陰陽の法則を反映している

陰陽の法則が森羅万象に当てはまるなら、当然、人間の健康にも、それを支える食べ物にも適用できるはずです。では、人間にとって、どんな食べ物がより陽性で、どんな食べ物がより陰性か、具体的に考えてみましょう。

陰の性質は遠心的・拡散的であること、上昇性、静かさ、冷たさなどです。陽の性質は求心的・収縮的であること、下降性、動き、熱さなどです。この原則を、食べ物を見るときの目安に置きかえてみます。

①動き

・動物のほうが陽性で、植物のほうが陰性です。

②環境

・寒い地域でよく育つもののほうが陽性で、暑い地域でよく育つもののほうが陰性です。

③上昇性・下降性

・植物の中では、背は低いもののほうがより陽性で、背が高く生長するもののほうが陰性です。

・野菜の中では、根菜のほうがより陽性で、葉菜のほうがより陰性です。

④形

・穀物や野菜などの形は、丸いほうが陽性で、細長いほうが陰性です。

⑤色

・野菜の色は、オレンジ色や黄色のものがより陽性で、白や緑はより陰性、紫はとても陰性です。

⑥大きさ

・野菜などの大きさは、小さいほうが陽性で、大きいほうが陰性です。

⑦堅さ（水分）

・水分の少ないものは陽性で、多いものは陰性です。

⑧味

・苦いもの、塩からいものは陽性で、酸っぱいもの、辛いものは陰性です。

⑨成分

・ナトリウム＝塩分（ものを収縮させる働きがある）が多いほうが陽性で、カリウム（ものを拡張させる働きがある）が多いほうが陰性です。

⑩加工法・調理法

・日に干したものは、そうでないものより陽性になっています。
・長時間熱を加えたものはより陽性で、短時間で料理したものはより陰性です。
・圧力をかけたものはより陽性で、かけないものはより陰性です。

これらはごく大ざっぱな目安です。実際にはすべてのものが陰性と陽性をもっていて、二つの性質は複雑にからみ合っています。ある要素について見ると陽性な食べ物も、別の要素について見ると陰性だったりします。磁石のS極とN極のように、陽は陰を引きつけるという法則があります。強い陽性をもつ食物は、どこかに強い陰性をもっています。たとえば、地下に伸びていく根菜は陽性とされますが、同時に陰性なアクももっているのです。一つの要素だけにとらわれず、より全体的に（多くの要素を）見て判断しましょう。

陰陽の法則は、わかりやすい現象から実際に観察し、実践することにより、体得していくことが大切です。書物や人から学ぶことも有効ですが、実際に食べてみて、その結果をよく観察する、そんな実践も必要です。

△陽性

- ナトリウム（Ｎａ）の多いもの
- 求心力の強くはたらいているもの
- 寒い、涼しい土地・気候にとれるもの
- ゆっくり育つもの
- 小さいもの
- 背丈の低いもの
- かたいもの
- 水分の少ないもの
- 地上で横に広がる植物
- 地下で下にのびる植物
- 細い葉

▽陰性

- カリウム（K）の多いもの
- 遠心力の強くはたらいているもの
- 暑い暖かい土地・気候にとれるもの
- 早く育つもの
- 大きいもの
- 背丈の高いもの
- やわらかいもの
- 水分の多いもの
- 地下で横にはう植物
- 地上でまっすぐ上にのびる植物
- 広い葉

庸　　　　　　　　　　　　　　　　　　　　　　陽

(でんぷんの甘み)　しおからい　苦い　渋い

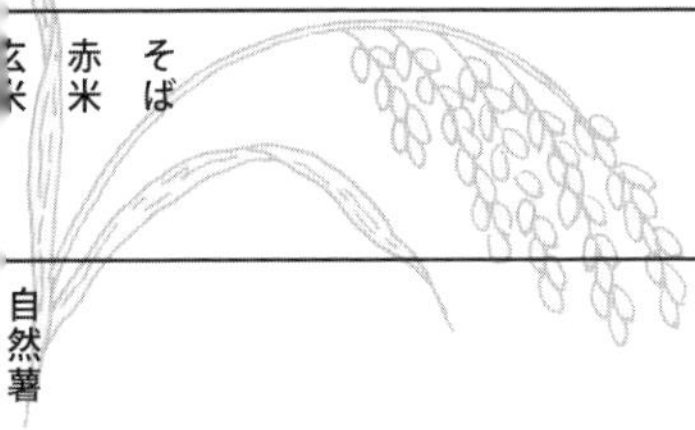

玄米　赤米　そば　アマランサス　あわ　きび　たかきび　ひえ
自然薯
白ゴマ　黒ゴマ　えごま　【魚介】　鯉　しじみ　うなぎ　かき　カレイ　タラ　タイ　サケ　ウニ
※順番はあくまでも目安です。産地、季節、成育度、保存期間などで変わります。
本葛粉　かんぴょう　切干大根　出し昆布　いりこ　おかか
天然酵母パン　うどん　スパゲティ　そば　葛きり　餅　セイタン　たくあん　梅干し
梅酢　醤油　味噌　塩
梅生番茶　玄米コーヒー　※順番はあくまでも目安です。加工、製法の違いで変わります。

※食材の陰陽表は、マクロビオティックを実践する上で、自分の体質や体調に応じて、食材を選択する初歩的な基準となります。

マクロビオティック食材の陰陽表

陰 → 中

（味の陰陽）　えぐい　辛い　酸っぱい　甘い

分類		食材（陰 → 中）
穀物		とうもろこし、はと麦、オートミール、大麦、小麦、ライ麦、黒米
野菜		たけのこ、トマト、なす、しょうが、レタス、ブロッコリー、カリフラワー、ニラ、サツマイモ、きゅうり、長ねぎ、大和芋、里芋、小松菜、パセリ、白菜、キャベツ、かぼちゃ、玉ねぎ、かぶ、大根、蓮根、人参、ごぼう
ナッツ		落花生、カシューナッツ、松の実、くるみ、アーモンド
種子		ぎんなん、かぼちゃ、ひまわり、くり、麻の実
果物		ブドウ、スイカ、ミカン、いちご、柿、りんご
豆類		空豆、白いインゲン豆、金時豆、うずら豆、大豆、えんどう豆、黒豆、小豆、ひよこ豆
海藻		青のり、ふのり、もずく、のり、わかめ、あらめ、ひじき
加工食品	乾物	イチジク、プルーン、レーズン、アプリコット、ナツメ、蕨粉、片栗粉、干し椎茸
加工食品	植物性加工食品	豆乳、生湯葉、豆腐、てんぺ、納豆、おから、春雨、大豆グルテン、きなこ、がんもどき、小麦グルテン、油揚げ、高野豆腐
加工食品	調味料	アガベ、黒砂糖、甜菜糖、メープル、米飴、調味酒、みりん、香辛料、油、酢
加工食品	飲料	ジュース、ココア、ハーブティ、コーヒー、煎茶・紅茶、水、甘酒、よもぎ茶、番茶、ハト麦茶、ほうじ茶、三年番茶、タンポポコーヒー

3章　自分でわかる 正しい食の目安

よく味わう

私たちは忙しさにかまけて、本当に食事をゆっくり味わいながらする機会が少なくなっているのではないでしょうか。ほかのことに注意を向けたまま食事をしていると、味覚は次第に鈍感になり、強い刺激のある味を求めるようになります。自分の体の声を聴くためには、微妙な味覚を取り戻すことから始めなければなりません。

それには、まず食べ物をよく噛むことが必要です。噛んでいるうちに、素材のもつ味わいが実感できます。そうすると、中毒的な欲求からではなく、体が今本当にほしい味覚がわかってきます。

そして料理を作ってくれた人、素材を作ってくれた人々、それを可能にしてくれた自然の恵みなどに思いをいたすと、おのずと感謝の気持ちが湧いてくるでしょう。

噛むことの効果

噛むことには、健康に対する直接的な効果があります。口は感覚器官であると同時に消化器官の始まりです。唾液は消化液なのです。特にでんぷん質の消化に役立っています。ですから、よく噛むということは消化の第一段階をきちんと行なうことであり、それをしないと、ほかの消化器官に過剰な負担がかかってしまうのです。

逆に病気などでほかの消化器官が弱っている場合には、普段以上によく噛むようにすれば、弱った器官の回復を早めることができます。病気のときは大抵内臓が弱っていますから、どんな病気であってもよく噛むことが重要です。

普段は、たとえば玄米なら、一口三十回は噛んでみましょう。それだけでずいぶん体調がスッキリしてくるはずです。ただし噛むことに必死になるのではなく、あくまで楽しく、味わいながら・・・。病気の人は、できるだけ多く噛んでみましょう。ごはんを口に入れたら、一度箸を置くといいですね。おかゆも飲み込むのではなく噛んでみましょう。うれしい効果があるはずです。

腹八分目

日本人なら「腹八分目」という言葉を知らない人はいないでしょう。お腹いっぱいになるちょっと手前でやめておけば体の調子がよいということを、誰もが実感としてもっているのです。「腹八分目に医者いらず」などともいいます。

この言葉に限らず、科学的に実証されたとか、偉い人が言ったとかではなく、民衆の知恵の中に健康を保つ秘訣が隠されていることも多いものです。どの食べ物にはビタミン何とかが豊富だから、などという知識だけに躍らされるのではなく、「実感」を大切にし、伝統に培われた「常識」を見直してみるべきではないでしょうか。

大きな便りと小さな便り

さて、食べたものがはたして自分に合っていたのかいなかったのか、簡単にわかる一つの方法があります。それは大きな便り＝大便と、小さな便り＝小便を見ることです。

大便は一般に、黄金色から茶色で、固すぎず柔らかすぎず、きちんと棒状の形になっているのがよいとされます。自分の体調と便の状態との関係をつかんでおくと、不調がひどくならないうちに、調整することが可能になります。

小便は、一日4～5回が適当とされています。健康な人は、この回数か、それより一回多いくらいになるように、飲む水分の量を調節するとよいでしょう。これも多少は個人差がありますから、小便の回数と体調との関係を自分でチェックしておきましょう。

自分自身をみる

あなたの食生活や、その他の生活習慣が適切かどうかをもう少し長期的に見る方法もあります。ここでも、目覚めのすがすがしさ、身の軽さ、うきうきするような気持ち、といった「常識」的な指標が、バランスのとれた食生活の証となってくれます。

桜沢如一は、「健康の七大条件」を説きました。もちろん健康にはある程度の幅や揺れがありますから、いつもこれに当てはまらなければ不健康というわけではありませんが、目標として参考にしてください。

健康の七大条件

1. 疲れない
2. ご飯がおいしい
3. よく眠る
4. もの忘れをしない
5. 愉快でたまらない
6. 思考も行動も万事スマート
7. ウソをつかない（正義）

人間の精神は、呼吸のように膨張と収縮を繰り返しています。健康であれば、時と場合に応じて、膨張的（陰）であったり収縮的（陽）であったりすることができます。もしあなたがそのどちらかに傾きすぎているとしたら、体質を中庸にもっていくような食生活を心がけることで、精神面でも変わっていくことができます。

また病的な膨張（例：弛緩しすぎて無気力）や、病的な収縮（例：考え方が硬直していて、ほとんどの人を受け入れることができない）も、極端な陰性食品や極端な陽性食品を控えることによって、健康的な程度にもっていくことが可能です。

グローバルな視点からのバランス

健康的な膨張（陰）	健康的な収縮（陽）
精神的にくつろいでいる、心が広い	簡単に集中できる
おだやか、辛抱強い	活動的、決然としている
創造力がある、直観的	合理的、てきぱきしている
協力的	独立心がある
敏感、おもいやりがある	必要なことが要求できる

4章　食品の選び方

「自然食品」を選ぼう

マクロビオティックでは、「自然食品」を選ぶことが基本です。自然な方法で作られたものなら、余計なものは使わずに、素材の豊かな味わいを楽しむことができます。それが究極のグルメであり、健康法なのです。

では、「自然食品」とはどのようなものでしょうか。

目安は次の3つです。

①有機栽培(農薬・化学肥料不使用)

日本では、有機JAS法に基づき、基準をクリアした農産物及び農産物加工食品に有機JAS認証をつけています。種まき前2年以上、栽培期間中も禁止された農薬・化学肥料を使用せずに栽培されたものです。

②伝統製法

化学薬品を使わない、また化学調味料など添加しない、昔ながらの製法に基づいて作られたものです。マクロビオティックで使用する調味料は、長期熟成した、天然醸造のものを使用しましょう。

③食品添加物不使用

食品添加物とは食品の製造過程や加工において、①味を調える、②長期保存を可能にする、③色や香りをつけるなどを目的に食品に添加、またはその他の方法で使用されるものです。

信頼できるお店で質の高いものを

穀物と玄米

穀物の生命（いのち）をいただく

マクロビオティックでは玄米をおすすめしています。玄米は穀物の中でも非常に優れています。白米の部分に含まれるタンパク質や脂質の他、マグネシウム、ビタミンE、ビタミンB1、ナイアシン、ビタミンB6、皮の部分には食物繊維が含まれています。近年はフィチン酸、ギャバ、フェルラ酸、イノシトールなど、体に有用な成分も知られています。

「玄米」は籾殻が被ったままの「籾米」から籾殻を取り除いたものです。そして「玄米」から糠分や胚芽をすべて取り除いたものが「白米」です。

玄米を水に2～3日浸けておくと芽が出てきます。これは生命力があるためです。一方、白米は芽を出すことなくやがて腐っていきます。ここが玄米と白米の大きな違いです。その違いは栄養素の量でも明らかです。

玄米に限らず穀物がすばらしいのはこの点で、私たちが穀物の生命（いのち）をいただいているのです。

ひえ・あわ・きびなどの雑穀は荒地など環境や条件の悪い所でも生育するため、古くから稲（米）の代わりに栽培・食用されてきました。米に混ぜて炊いても、うどん・そばなどの麺類や天然酵母パンの材料としてもよいので、上手に取り入れましょう。

玄米と白米の成分比率比較グラフ

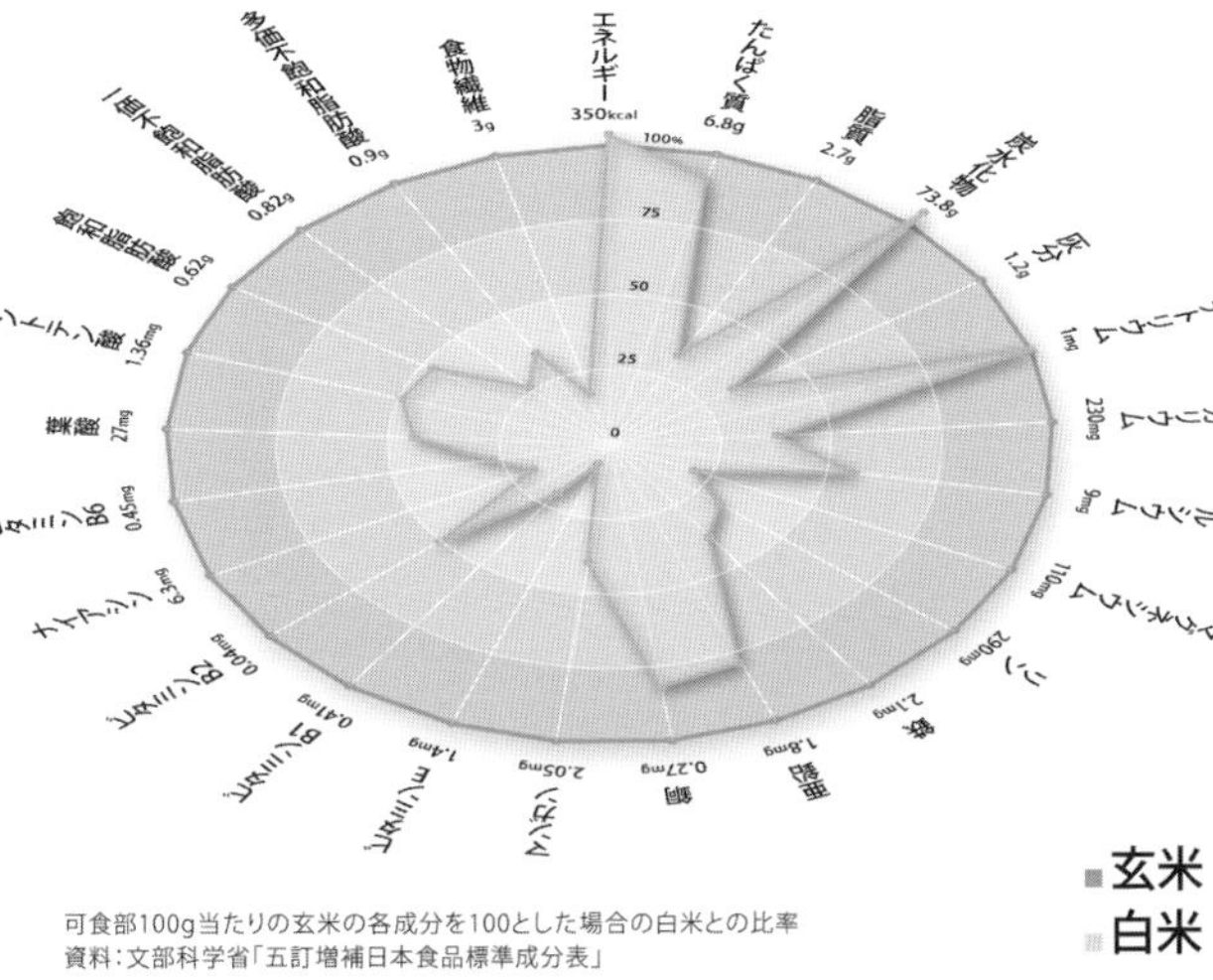

可食部100g当たりの玄米の各成分を100とした場合の白米との比率
資料：文部科学省「五訂増補日本食品標準成分表」

栽培方法の違い

毎日の主食として食べるお米や雑穀だからこそ、安全なものを選びたいものです。自然食品で主に販売されているお米の種類は次のように分類されます。

・有機ＪＡＳ認証米

最低3年以上、化学合成農薬や化学肥料を使用していないことを第三者機関が認証した米

・特別栽培米

農薬、化学肥料不使用栽培。またはその地域で慣行的に使用される農薬・化学肥料（窒素成分）の使用量を50％以下に削減して育てた米

・自然農法米

農薬や肥料に頼らず、土の力や稲自身の生命力で育てた米の総称

※このような質の高い米や雑穀は、生産者も収穫・流通量も少ないため値段は多少高いですが、安全性や身体への影響を考えて、よりよいものを選びましょう。

【お米の断面】

～籾殻を除いたものが玄米～

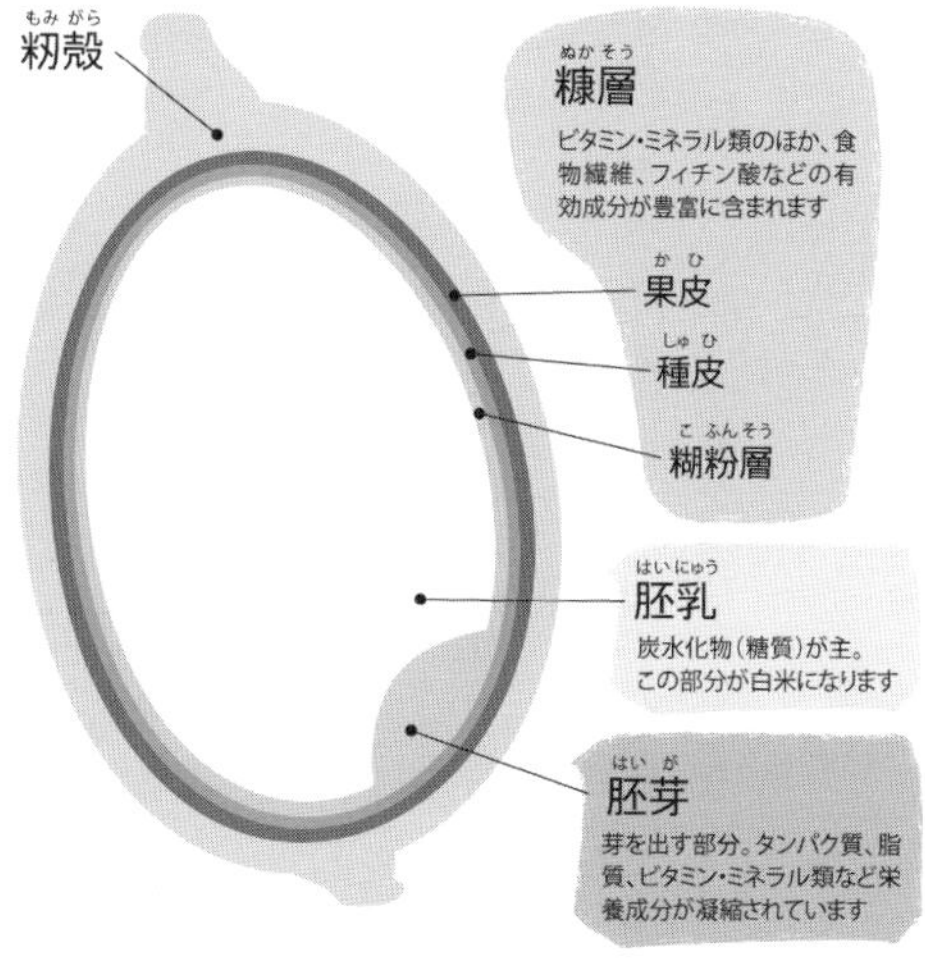
籾殻《もみがら》
糠層《ぬかそう》
ビタミン・ミネラル類のほか、食物繊維、フィチン酸などの有効成分が豊富に含まれます
果皮《かひ》
種皮《しゅひ》
糊粉層《こふんそう》
胚乳《はいにゅう》
炭水化物（糖質）が主。この部分が白米になります
胚芽《はいが》
芽を出す部分。タンパク質、脂質、ビタミン・ミネラル類など栄養成分が凝縮されています

じっくり時間をかけた天然醸造

味噌

味噌は蒸し（煮）大豆を主原料に塩と麹を混ぜ、酵母菌など生物の働きで長期間発酵熟成させたものです。麹の種類によって豆味噌、麦味噌、米味噌に分類されます。熟成期間や原料、合わせる麹の量によって、味噌の持つ味、香り、旨みなどに大きな違いが出てきます。

生産効率を高めるため、仕込んだ味噌を加温し、短期間で発酵させたものもありますが、本来の味噌は自然の四季の移ろいの中でじっくり熟成させることで、独特の深い旨みと香りを持ちます。伝統製法で長期熟成した、天然醸造味噌を選びましょう。

「味噌汁は朝の毒消し」「医者に金払うよりも味噌屋に払え」ということわざが昔からあるくらい、味噌には体によい成分がたくさん含まれています。二日酔いの朝、味噌汁を飲むと生き返った思いがするという声もあり、味噌汁の効用を実感している方も多いようです。

歴史をひも解くと、室町時代には今のような味噌汁を飲むようになったとか。以後、現在に至るまで味噌汁は長く日本人に愛されてきたのですね。古い歴史を持つ味噌ですが、近年注目のスイーツにも味噌が使われるなど、時代とともに新しい可能性がひらかれています。

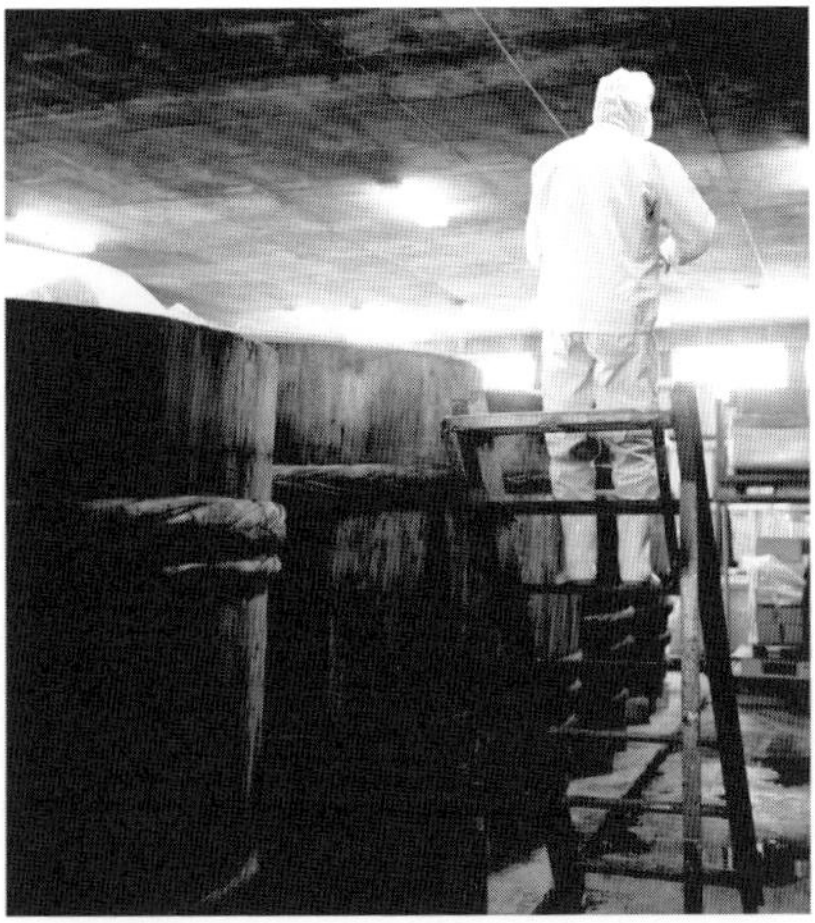

じっくり時間をかけた天然醸造

醤油

蒸した丸大豆と煎った小麦に種麹を加えて小麦麹を作り、塩水と一緒に桶に入れて一年から三年かけて発酵・熟成させ、搾った液体が醤油です。味噌と同様、途中の温度管理や全体を混ぜたりと、その都度状態を見て世話をする必要があります。

そうして発酵させたものが「醪（諸味：もろみ）」といわれるもので、醤油の元となります。醪を搾り、ろ過したものを「生《なま》醤油」といい、その「生《なま》醤油」に火入れをしたものを「生《き》醤油」といいます。

酵母が生きたままの醤油は、上部に産膜酵母が張ったり、油の膜が出てくることがあります。

また、原料の違いによって、醤油の味、香り、旨みも変わってきます。

一方、速成法として、油を取り除いた「脱脂加工大豆」からつくったアミノ酸液に麹菌や醪を加えて加温し、短期間で作っているものもあります。

丸大豆に小麦と麹を合わせ、時間をかけて発酵・熟成させた本醸造醤油は、風味も格別です。

日本の調味料の代表は？と聞かれれば、ほとんどの人は「醤油」と答えるでしょう。海外旅行で醤油が恋しくなった経験をお持ちの方も多いのでは。そんな日本人のＤＮＡに刷り込まれている醤油ですが、西洋料理にも浸透し、お菓子の世界でも醤油は隠し味として活躍しています。

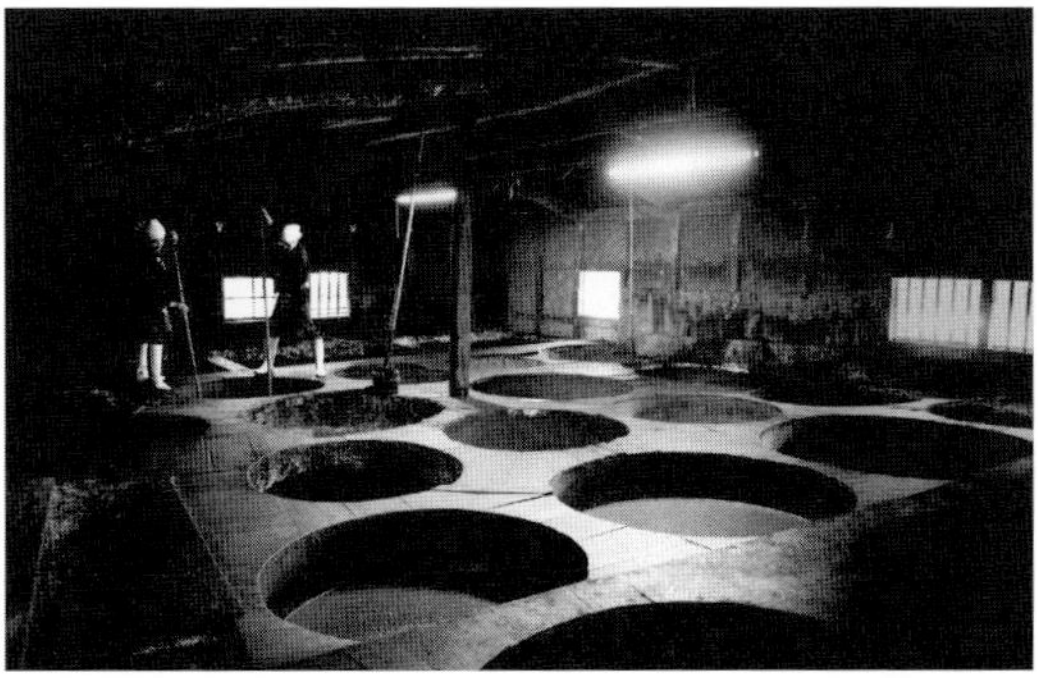

ミネラルバランスのよい伝統製法の海水塩

塩

マクロビオティックの考え方では、塩を大きく三種類に分けています。

①海水塩・岩塩（自然塩）

塩化ナトリウムにマグネシウムをはじめとする各種ミネラルが含まれている塩が「自然塩」です。自然塩には、海水から採取された海塩、古代の海の水が枯れて堆積した岩塩、天日塩田を利用してつくられた天日塩などがあります。塩が採れた場所によって成分にも違いが出てきます。

②差塩（さしじお）

塩田などでつくられた天日塩ににがりを含ませ、再結晶させたものです。

③精製塩

海水を電解処理して塩化ナトリウムを抽出したものが精製塩です。「イオン交換膜法」と呼ばれます。純度が９９．９９９％以上と非常に高いため、他の成分はほとんど含まれません。

塩は人の生命の働きに欠くことのできないものです。なぜなら、生命はナトリウム、カルシウム、マグネシウム、カリウムをはじめとするミネラルが過不足なく働いて維持されているからです。さらに生命は海の中で生まれたと考えられています。そう考えると、塩の持つ成分のバランスがとても大切なことが分かります。

人間の生命維持に欠かせない大切なミネラルであり、基本の調味料でもある「塩」。この塩には、意外に知られていない歴史的変化が昭和から平成にかけてありました。昭和46年、法律によって伝統的な塩田式の製塩法が廃止され、イオン交換式の製塩法に全面的に切り替えられたのです。

工場で大量生産され、値段は安くなったものの、塩化ナトリウムの結晶のような精製された塩しか作られなくなり、その事に対して危機感を抱いた人々によって自然塩復活運動が始まりました（食用塩調査会などが発足）。その活動の結果、ようやく平成9年（１９９７年）に国産塩の製造販売が自由化され、平成14年には輸入塩も自由化されて現在のように多彩な塩が製造されるようになったのです。

食用塩調査会

塩田全廃政策に反対して日本ＣＩ協会に設置され、学者、医者 知識人、料理関係者などが集まり、自然塩復活運動を行った。

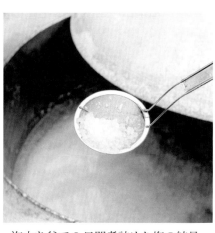

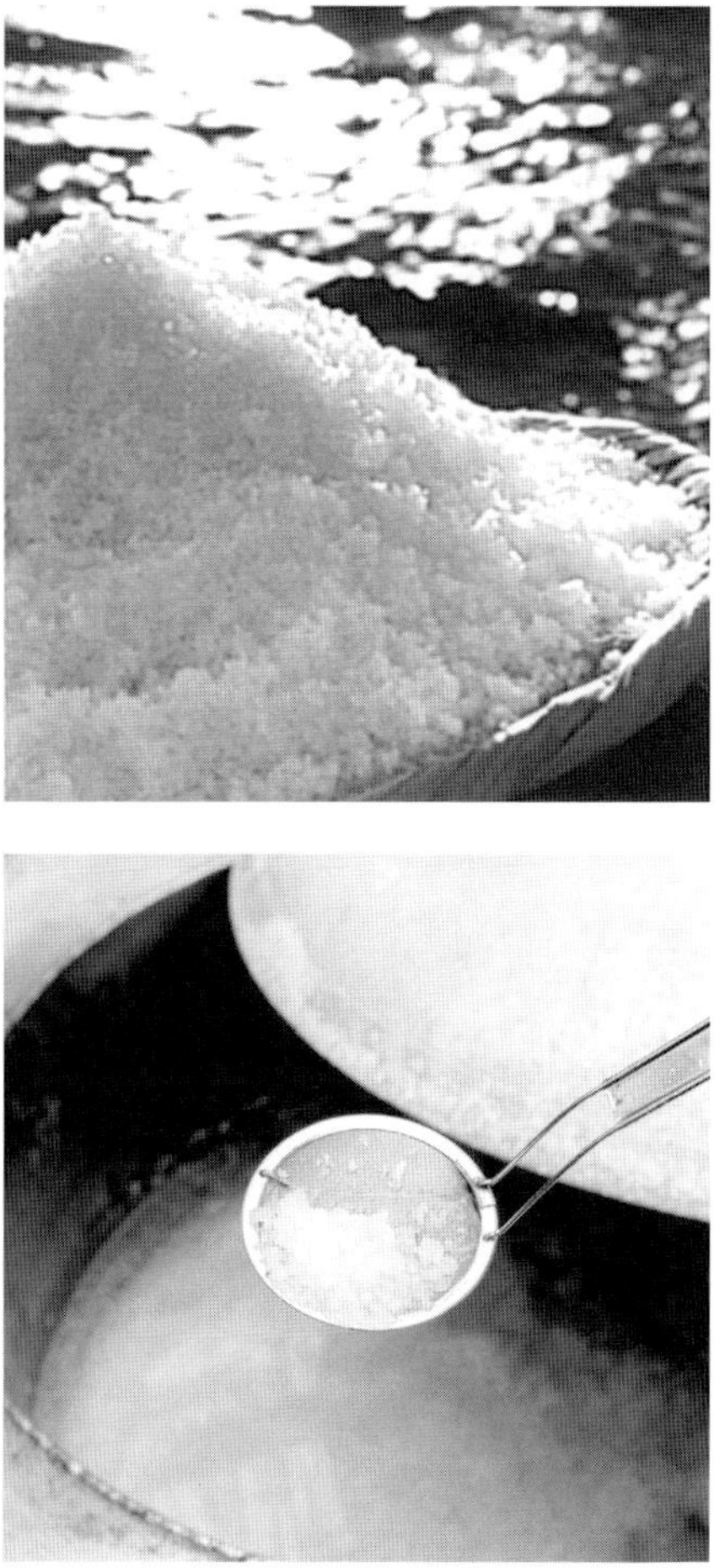

海水を釜で３日間煮詰めた塩の結晶

圧搾しぼりの伝統品を

油

日本の伝統的な油は、玉締めなどの圧搾法でつくられたごま油となたね油です。原料を煎ったり蒸したりして熱を加えたあと、時間をかけてじっくり搾っていくため、素材本来の栄養素や風味をそのまま活かすことができます。ごま油はほとんどが白ごまを原料としていますが、黒ごまや金ごま、また、生のごまから搾る場合もあります。

その他、現在では米油、オリーブオイル、えごま油、亜麻仁油、麻の実油など、様々な種類が販売されています。それぞれ異なる性質を持っているため、粘度、味わい、香りなどから使い方を考えてみるのもよいでしょう。

本来、油の中にはビタミンや酸化を防ぐ物質などが含まれていますが、それには独特な色や香りがあり、それを処理するために化学溶剤で脱色・脱臭をしたり、高温処理をしたりして精製することもあります。そうして出来た油は本来の成分や栄養素が損なわれており、風味も落ちます。購入する際は、伝統製法で作られたものを選びましょう。

「油」と「脂」の違い

「油」は常温では液体の植物性油脂、「脂」は常温では固体の動物性油脂です。

サラダ油や菜種油、オリーブ油、ごま油など植物を原料としたものは「油」です。魚のあぶらは動物性油脂ですが常温では固まらないため「油」、ココナッツオイルは植物性油脂ですが常温では固体なので「脂」と呼ばれるなど、例外もあります。

身体に優しいのは脂より油

同じ脂質でも、油と脂では、身体に対する影響が大きく違います。脂質は植物油を中心に、バランスよく摂ることをおすすめします。

脂質とは油のこと

「脂質」というと普段聞き慣れない言葉ですが、いわば油（油脂）のことを言います。細かく説明すると、脂質には主成分の脂肪酸のほかに、グリセリン、コレステロールなどがあります。私たちが普段摂っている脂質は油脂で、油は脂肪酸とグリセリンがくっついたもの。脂質の特徴は含まれる脂肪酸の種類によって大きく変わります。

脂肪酸の種類と働き

脂質の主成分「脂肪酸」は、大きく動物性の脂に多く含まれる飽和脂肪酸と、植物油に多く含まれる不飽和脂肪酸の二つに分けられます。さらに不飽和脂肪酸は、一価不飽和脂肪酸（オメガ9／n－9系脂肪酸）と多価不飽和脂肪酸（オメガ3（n－3系脂肪酸）、オメガ6（n－6系脂肪酸）」に分けられ、特に多価不飽和脂肪酸は体内で合成できないため必須脂肪酸と呼ばれ、食べ物から摂る必要があります。

摂りたい油 オメガ3（n－3系脂肪酸）（α－リノレン酸、DHA、EPA）

オメガ3（n－3系脂肪酸）は身体と心の両面を整えるよい油ですが、含まれる食品が限られ、不足しがちです。α－リノレン酸は体内でDHAやEPAに変わります。

オメガ3とオメガ6は相反する働きで体内環境を一定に保つため、バランスよく摂る必要があります。厚生労働省は、多価不飽和脂肪酸のオメガ3とオメガ6の割合は1：4になるように推奨しています。

α－リノレン酸は、えごま油、亜麻仁油（フラックスオイル）、麻の実油、サチャインチオイルなど。DHAやEPAはいわし、さば、さんまなど青魚に多く含まれ、オメガ6は、紅花油やごま油、大豆油、コーン油などの食物油やくるみなどに多く含まれます。

できるだけ旬の安全なもの

野菜

自然界で育つ野菜はそれぞれ旬を持っており、季節ごとの異なるエネルギーを受け、その季節に合った作物が実ります。それぞれの旬を知り、季節に合った野菜を選びましょう。加えて、できるだけ農薬や化学肥料を使用せず栽培された農産物を選ぶことを心がけましょう。

●有機農産物

種まき前2年以上、栽培期間中も禁止された農薬・化学肥料を使用せずに栽培されたものです。日本では、有機JAS法に基づき、基準をクリアーした農産物及び農産物加工食品に有機JAS認証が付きます。日本国内では有機JAS認証マークがないものは「有機○○」や「オーガニック」と表示して販売することはできません。また、一度認証を受けた後も、毎年基準をクリアする必要があります。

・根菜　ごぼう、にんじん、れんこん、大根などの根菜は、大地の中で下へ下へと生長していく陽性のエネルギーを持っています。特に地中深くまで伸びて生長するごぼうは陽性のエネルギーが強いといえます。

・葉菜　自然栽培・有機栽培された葉物は濃い緑色ではなく、少し黄色みを帯びた淡い緑色をしています。また、葉物が一番おいしくなるのは真冬です。冬の陰性さが葉物を陽性にするからです。寒さの中で育った葉菜は甘みが増し、葉の根本も葉自体もしっかりとしています。

・果菜　夏の陽性な環境の中で最もよく育ち収穫されるのが、トマトやなすをはじめとした果菜です。かぼちゃなどを除けば野菜の中で最も陰性に分類されます。根菜や葉菜に比べて水分が多く、酸味や青臭さが強いことからも、陰性が強いことが判ります。それでも自然栽培・有機栽培された果菜は、実がしっかりと締まっており、特有の香りや味を持っています。

毎日飲むものだから気をつけたい

お茶

飲み物は身体が必要とする水分を補給し、身体を整えたり、気持ちをリラックスさせたりするために欠かせないものです。好みによって飲まれるものは違ってきますが、「美味しい」という感覚だけでなく、飲み物が身体に働きかける作用で選ぶのも一つの目安になります。

飲み物には体内の塩分を外に排泄させる利尿作用があります。緑茶や抹茶、コーヒー、紅茶、ウーロン茶、ジュースなど陰性に偏り気味のものはこの作用が強く、緊張を緩めたい時にはよいのですが、飲み過ぎると身体を冷やしてしまいます。

一方、三年番茶やほうじ茶、タンポポコーヒー、穀物コーヒー、ヤンノーなど比較的陽性のものは、この作用が緩く、逆に体内に塩気を取り入れたい時に飲まれることもあります。身体を緩めすぎず、冷やさず、水分の補給ができるので、身体にも優しいといえます。炭酸やアルコール類なども、身体に及ぼす影響を考えると陰性の強い飲み物といえます。また、一般的なお茶の多くには栽培する際に農薬を使用している場合もあります。選ぶ際は、原料にも気をつけましょう。

紅茶、烏龍茶、緑茶と「茶」がつく飲み物は多種多様。もとはすべて同じ樹で、学名「カメリア・シネンシス」ツバキ科ツバキ属に分類される永年性常緑種。製法により緑、紅、黒と色が変化し、甘み、コク、うま味、果実香と味のバラエティが豊かです。「冷えは万病のもと」といわれ、体温を上げることが健康回復に直結。低体温で、冷え性気味なら、一杯のお茶を変えるだけでも改善につながります。数あるお茶の中で、最も体が温まるのが三年番茶。マクロビオティックの養生茶に欠かせない梅醤番茶や塩番茶のベースに使われるお茶、いわば、マクロビオティックの大定番茶です。

5章　マクロビオティック・クッキングのコツ

ポイントを押さえれば意外とカンタン！

一・皮をむかない・芯や根も工夫して食べる

野菜には、皮や、皮に近い部分だけに多く含まれている栄養があります。また、丸ごと食べることによって、バランスをいただくという意味もあります。そのほうが、味に深みも出てきます。

泥だらけの野菜だって、きちんと洗えば、皮つきでおいしく食べられます。野菜用の小さなタワシを用意して、優しくていねいに洗いましょう。

キャベツなどの芯は薄切りにしたり、やわらかい部分より長く熱を加えたりすることによって、違和感がなくなります。ネギやタマネギの根っこの部分もよく洗って、刻んで炒める、煮込む、揚げるなどして利用しましょう。

特に現代人は、ダイエタリー・ファイバー（食物繊維）が不足しがちですから、こうした固い部分を意識して食べることが必要です。

二・なるべくゆでこぼさない・アクを抜かない

手の込んだ高級料理になればなるほど、何度もゆでこぼしたり、アクを抜いたりする傾向があるようです。でも、それでは材料本来の味や栄養分が希薄になってしまいます。マクロビオティック料理では、材料の自然な味わいを楽しむためにも、栄養的な観点からも、なるべくゆでこぼしたりアクを抜いたりしないようにします。ゴボウやレンコンなど比較的アクの強い根菜も、水につけるのではなく、油で炒めることによって、アクを飛ばすことができます。（もちろん時間が経ってアクが強くなったものや、野草などもともと非常にアクの強いものは例外です。）

水戻しが必要な海草類や乾物も、短時間で水から引き上げる、あるいは、戻した水を捨てなくてすむよう洗ってから水につけるといった、成分をあまり損なわなくて済む方法で戻します。

水や油に溶け出しやすい成分や、熱を加えると飛んでいく成分、煮汁の上のほうに浮くアクは、比較的陰性な成分です。こうした成分を全部取り去ってしまうと、バランスが悪くなりますし、味も単調になってしまいます。

三、穀類はまっ白いものより黒っぽいものを

穀類は、皮がついた丸ごとのものなら、発芽して次の世代を生み出せるほど生命力にあふれたものです。それをいただかない手はありません。また野菜と同じように、皮の部分に重要な栄養素が含まれています。なるべく未精白のものを使いましょう。また、精白していないほうが、コクのある、しっかりした味がするものです。多少精白してあるものを使う場合にも、精白の度合の低いものを選ぶ、精白していないものを混ぜるなど、工夫してみてください。

粉類については全粒粉が、栄養的にも味や香りの面でもオススメです。ただ、どんな穀物でも皮の部分には油分が多く含まれている傾向があり、精白したものより酸化しやすいので、早めに使い切りましょう。

以上の三点はあくまで「なるべく」という原則です。野菜の種類によっては（多くはないはずですが）、皮の食べられないものもあるでしょう。また野菜の表面が傷ついていたり、ひどくアクが出ていたりする場合には、皮をむいたりアクを抜いたりしたほうがいい場合もあるでしょう。農薬をかけたものを使わざるを得ないときなども、この限りではありません。そのあたりは、臨機応変に判断してください。

四．体調・季節によって調理法を調節

調理をするということは、主として熱を加えることによって、材料をより陽性にするということです。野菜は、細かく切れば切るほど、塩気が中までしみて陽性になります。また熱を加える時間は、長ければ長いほど陽性になります。圧力をかけることも料理をより陽性にします。これらの逆をすれば、当然、比較的陰性な料理になります。この原則をつかんでおけば、毎日の料理の際に、ちょっとした工夫を加えることができます。

五．心をこめて作る。

心をこめて作った料理は、そうでないものより絶対においしいはず。病気の人の食事を作るときには、「これで病気がよくなりますように」と願って作りましょう。

献立の立て方

一．食事の半分は穀類を

人間の歯は全部で32本あり、そのうち20本が臼歯、つまりできるだけ約半分強を臼歯で噛む穀類にするのが、献立を立てるときの割合です。

穀類といえば、日本人ならまず第一にお米。それも「一物全体」の考え方からすると、玄米ということになります。また、野菜類はその土地でとれる旬の物がベストです。葉菜、果菜、根菜をバランスよく食べましょう。海草類もこの中に入ります。

穀類、特にご飯をよく噛んでしっかり食べるのが健康の秘訣。おかずばかり食べすぎることも、現代人が健康のバランスを崩す大きな原因となっています。おかずは主食の半分くらいを目安にしましょう。

二、献立の立て方の基本の考え方

（1）素材をどの位の割合で使うかは、「マクロビオティックの食の10段階」を参考にする
（2）季節のものを材料とする
（3）できるだけ国内産のものを中心とする
（4）粉ものより粒のものを主とする
（5）毎日できるだけ基本の食事をいただく
（玄米ごはん、味噌汁、きんぴら、ひじき蓮根、根菜の煮物など、P45～61を参照ください）
（6）粉食を主食とする場合は、副食の一部に粒の穀物を使用する
（7）日常は3号食から5号食の間を目安とする
（8）動物食を多く食べてきた人は、段階的に穀物と野菜中心の食事に切り換えていく

これからマクロビオティックの考え方を取り入れようとする方は、下図を毎日の献立の目安にしてください。

3号食～5号食を基本に、主食の割合を徐々に多くして、体調の変化を体感してください。

また、実践には次章の「マクロビオティック 基本の食事」を参考にしてください。

マクロビオティックの食の１０段階

	主菜 穀物	副食			その他		飲み物
		野菜の煮付け	スープ味噌汁	動物性	果実サラダ	デザート	
7号食	100%	―	―	―	―	―	なるべく少なく
6号食	90%	10%	―	―	―	―	
5号食	80%	10%	10%	―	―	―	
4号食	70%	20%	10%	―	―	―	
3号食	60%	30%	10%	―	―	―	
2号食	50%	30%	10%	10%	―	―	
1号食	40%	30%	10%	15%	5%	―	
-1号食	30%	30%	10%	20%	10%	―	
-2号食	20%	30%	10%	25%	10%	5%	
-3号食	10%	30%	10%	30%	15%	5%	

現代のマクロビオティックの食構成

実践初心者は、陰陽表などを利用して、穀物を中心にして夏には陰性寄り、冬には陽性寄りの食材を選ぶなど季節や体調に合わせていきます。しかし、陰陽表はあくまで基準でしかありません。同じ野菜でも、採れた場所や季節で陰陽が変わり、人によっても変わるので、慣れてきたら自身の陰陽判断で食材を選べるようになるのが理想です。

マクロビオティックの食事法の中で、最も大切にされるのは「基本食（身体をととのえる食事）」です。玄米を中心に味噌汁と少量の常備菜で構成され、体の土台や基礎を作る中心的な食事スタイルです。昔は、まずこの「基本食」を徹底し、何よりも優先されました。しかし、現代のマクロビオティックでは、日常無理なく続けられる、家族にも受け入れてもらえるような、少しゆるやかな「日常食」や一般的な食事をする人にも興味を持ってもらえるような華やかな「特別食」も大切にされています。

体調、家族構成、生活環境などに合わせて、この3つの食事スタイルを上手に組み合わせてください。

名称	内容	メニュー例
基本食	身体を作る基本となる食事。特に体調を崩した時や病気を持つ人が基本とする食事。	玄米ごはん、みそ汁、ごま塩、鉄火味噌、きんぴら、ひじきレンコン、ひじきこんにゃく、小豆カボチャ、沢庵など
日常食	健康の問題が特にない人が日常無理なく続けるための食事。また家族に受け入れてもらえる食事。	基本食に加え、ベジミートや厚揚げ、コロッケなどの主菜＋簡単なデザート。主食は玄米以外にも分つき米、パスタ、パンなども。
特別食	健康の問題が特にない人が、記念日やお祝い、パーティーなどで作る華やかな食事。日常的にはあまり使わない食材（より陰性、陽性な植物性食品や時には動物性食品）も陰陽を理解した上で使う	ちらし寿司、カレー、天然酵母のパン、パーティー料理、より高度なデザートなど

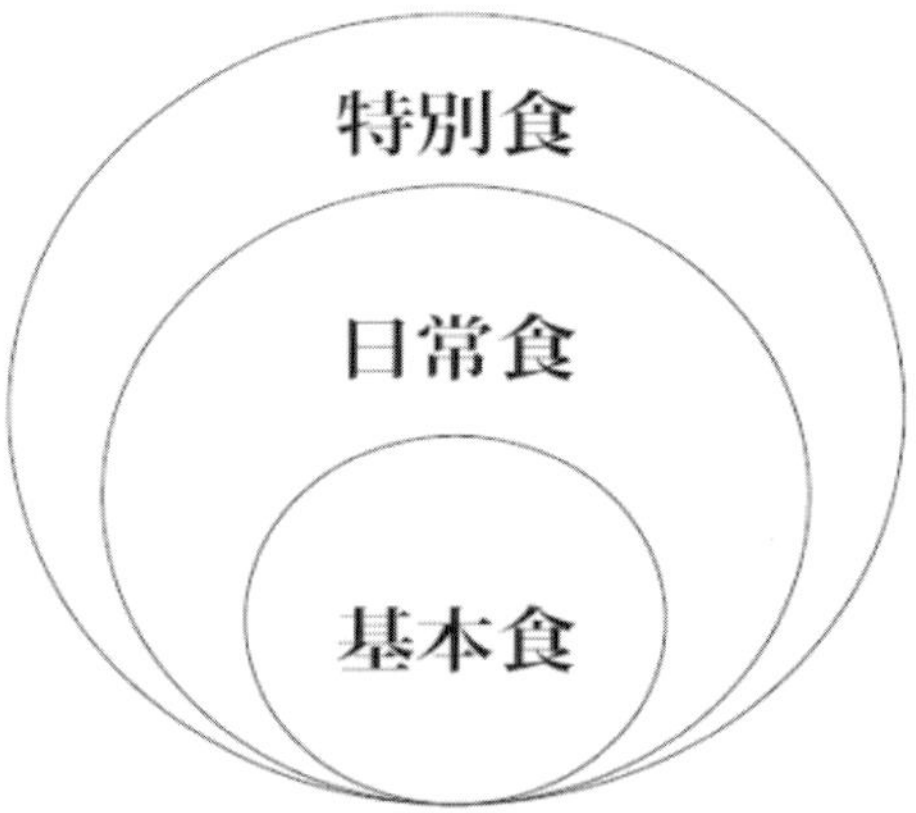

6章　マクロビオティック 基本の食事

玄米ごはん

【材料】6人分

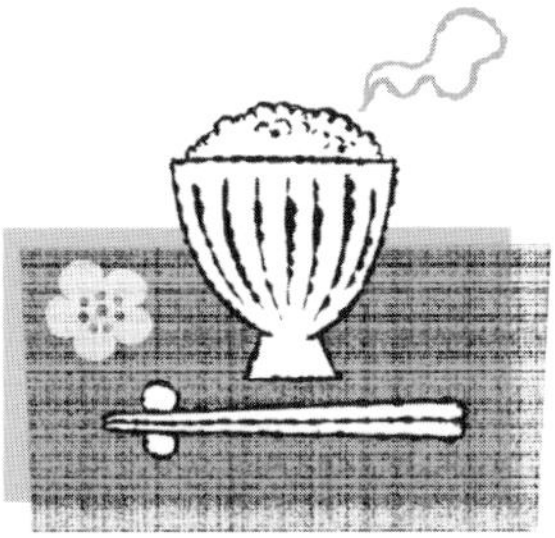

・玄米　……　3カップ
・水　………　玄米の1.2倍～
・塩　………　小さじ1／3

※玄米が3カップ未満または6カップ以上炊く場合、
水の分量は変わります。

【作り方】圧力鍋の場合

（1）浸水しないとき

① バットなどを用意し、玄米の籾などを取り除き、選別する。
② 水の中で玄米を両手の平でやさしく数回こするように（拝むように）洗う。水が濁らなくなるまで洗い、ザルに取る。
③ ザルに取った玄米をそのままボウルに入れ、玄米がかぶるくらいの水を入れて振り洗いして、水から上げて水を切る。
④ 鍋に玄米、水、塩の順に入れる。
⑤ 蛍火に30～40分かける。（蛍火とは・・・弱火よりも弱い火のこと）
⑥ 強火にして、蒸気が強く出てきたら1～2分そのままにし、すぐに火を弱め、蛍火で30分以上炊く。（圧力がかかった状態を保つ）
⑦ 一呼吸強火にして火からおろし、約10分蒸らす。

（2）浸水するとき

① 玄米を洗う。・・・（1）の ①～③ 参照。
② 鍋に玄米と水を入れ、約7時間浸水させる。浸水したとき水が臭う場合は数回水を換える。
③ （1）の分量の水と塩を入れ、（1）⑥～⑦を参照して炊く。

圧力鍋の場合
鍋によって程度は多少違いますが、圧力をかけて炊くとモチモチした炊き上がりになります。（分銅式のオモリのついた圧力鍋やオモリがついていないタイプの圧力鍋があります）

土鍋の場合
サラっと軽い食感に炊き上がります。玄米の1.6〜1.7倍の水でを入れて炊くと、ふっくらと炊き上がります。

胡麻塩

【材料】作りやすい量

・洗い胡麻（黒）…… 大さじ山盛８
・塩 …… 大さじすりきり２

【必要なもの】

・すり鉢
・すりこぎ

【作り方】

① 塩を煎り、すり鉢に入れてパウダー状になるまで擂り、すり鉢から取り出す。
② 【胡麻を煎る】
鍋を十分温める。（鍋の上10cmくらいに手をかざし、やや強めの熱感がある程度）
③ 胡麻を鍋に入れ弱火で煎る。（胡麻を指で割ったとき、白い粉になるまで）
④ 胡麻が膨らみパチパチとはぜてきたらすり鉢に入れ、軽く擂り、香りが立ってきたら①の塩を加え、力を加えずサラサラになるまで擂り合わせる。
⑤ 蓋付きビンに入れて冷蔵庫で保存する。

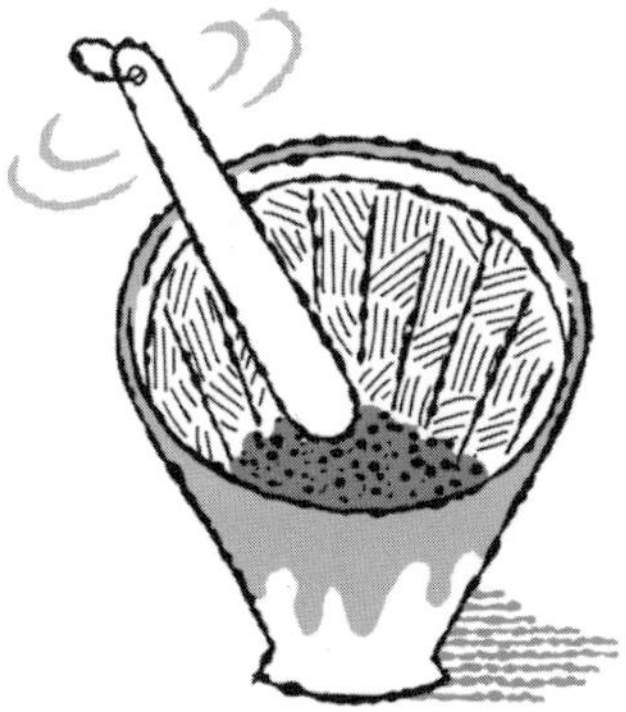

玄米クリーム

【材料】作りやすい量

・玄米…… 1/2カップ
・水……… 玄米の7～10倍
・お湯…… 1/2カップ
・塩……… 少々

【必要なもの】

・さらし（35cm×35cm）・・・1枚（熱湯消毒しておく）

【作り方】

① 玄米を乾いた布巾でふき、玄米の透明感がなくなるまで煎る。
② 圧力鍋に①と水(玄米の7～10倍)と塩を入れ、沸騰後中火にして40分以上炊く。
③ さらしに②を適量包み、しぼり出す。(濃いクリームが出てくる)
※熱いので火傷には十分注意してください。
④ ③を鍋に移し、お湯1/2カップを加えて弱火にかけ、ポタージュくらいの濃さに仕上げる。

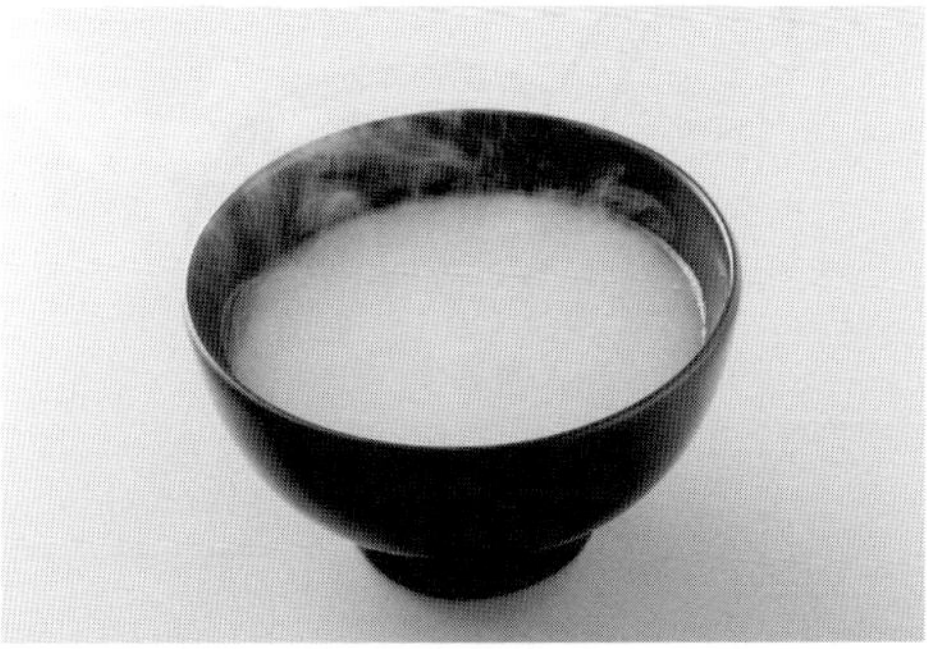

おめでとう

【材料】５人分

・玄米…… １.５カップ
・小豆…… １/４カップ
・水……… 玄米の５～10倍
・塩……… 小さじ１/３

【作り方】

（１）圧力鍋の場合

① 玄米を乾いた布巾でふき、玄米の透明感がなくなるまで煎る。小豆は選別して洗っておく。
② 鍋に①と小豆、水、塩を入れ、中火にかける。
③ 圧力がかかり、蒸気が出てきたら蛍火にして40分～１時間炊く。
④ 火からおろし、圧が抜けるまで待ち、天地返しをして10分蒸らす。

（２）土鍋の場合

① （１）の①②と同じ手順。
② 沸騰後、蛍火にして２時間以上、小豆が柔らかくなるまで炊く。（途中、フタを取らない）
③ 火からおろし、天地返しをして10分蒸らす。

※「おめでとう」は小豆の入った煎り玄米粥のことです。具合の悪かった方が元気になり、桜沢如一先生が「元気になっておめでとう！」と言ったので、この玄米粥を「おめでとう」といっています。

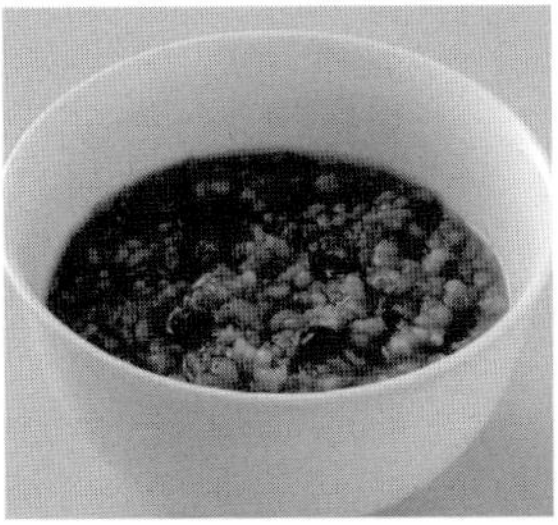

玄米おかゆパン

【材料】約10人分20個

〈A〉

玄米ごはん……３２０g（約２カップ）
水……２.５カップ
人参のみじん切り……大さじ山盛り２
塩……小さじ１

〈B〉

地粉……２.５カップ（ふるいにかけておく）
全粒粉……１カップ
白胡麻（切りごま）……大さじ３
塩……少々

【作り方】

① Aの材料を鍋に入れ、沸騰後弱火にして40分炊く。
② Bをあらかじめ合わせ、①の粗熱がとれたら加え合わせる。
③ ②を4cm大のボールの形に丸め、オーブンで20〜30分焼く。（180〜200℃）

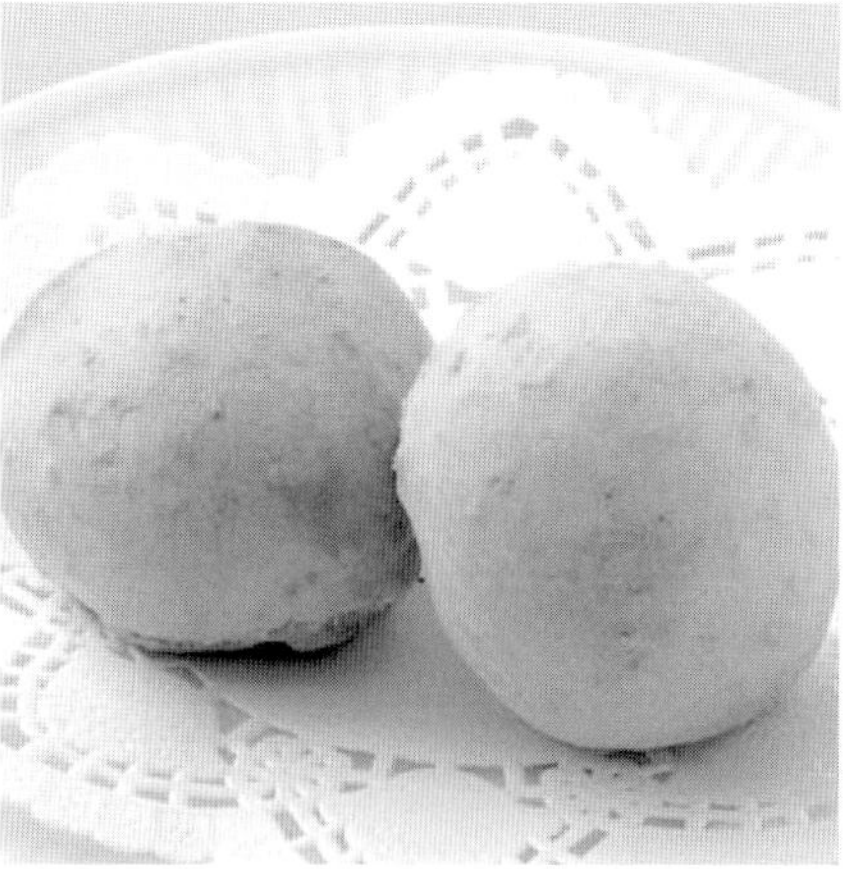

味噌汁

【材料】約５人分

（具の一例）
・カットわかめ（乾燥）…… ３g（手早く洗いザルにとる）
・油揚げ …… １/２枚（縦半分に切り３㎜幅の細切り）
・玉ねぎ …… 100g （中１/２くらい）を回し切りにする
・だし汁 …… ４カップ
・味噌 …… 50～60g（すり鉢で擂り合わせ、だし汁でのばす）

【作り方】

① 鍋に油揚げを入れ空炒りし、玉ねぎを加えて炒め、だし汁も加えて煮る。（だし汁は味噌をのばす分として少し残しておく）
② 玉ねぎが柔らかくなったらわかめを入れて、ひと煮立ちさせ、溶いた味噌を加える。
③ 鍋のまわりが沸いてきたら火を止め、汁椀によそう。

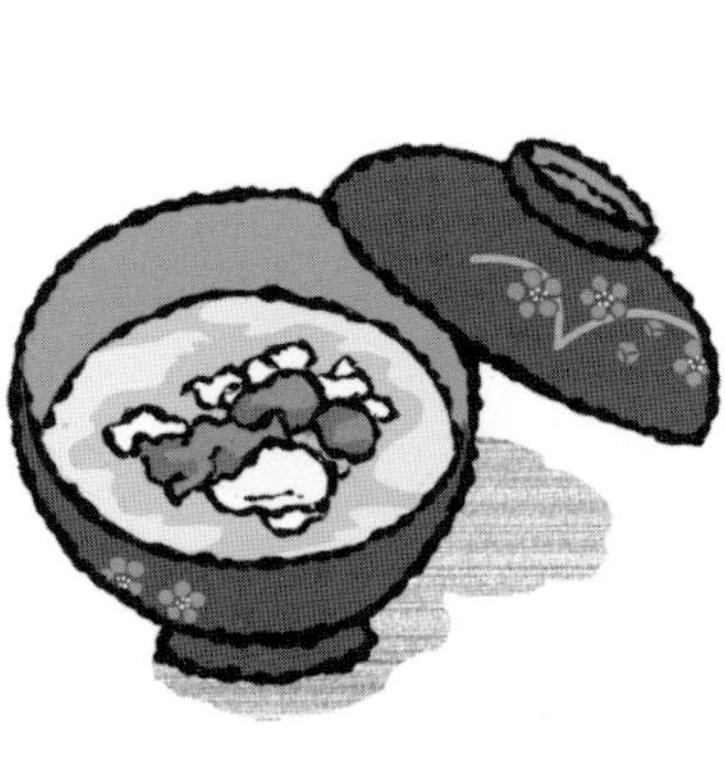

鉄火味噌

【材料】作りやすい量

・ごぼう …… 70g（みじん切り）
・人参 …… 40g（みじん切り）
・蓮根 …… 60g（みじん切り）
・油 …… 大さじ２～３
・味噌（豆・麦）…… 170g
・生姜 …… ５g（みじん切り）

※蓮根のない時季はごぼうと人参で作る

【作り方】

① 厚手のフライパンまたは鍋を温めて油を入れ、ごぼうをよく炒め、蓮根、人参を加えて炒め、鍋の端によせる。
② 味噌を入れ ① とよく混ぜ合わせ、弱火で気長にサラッとなるまで炒め、仕上げに生姜を加え炒め合わせる。

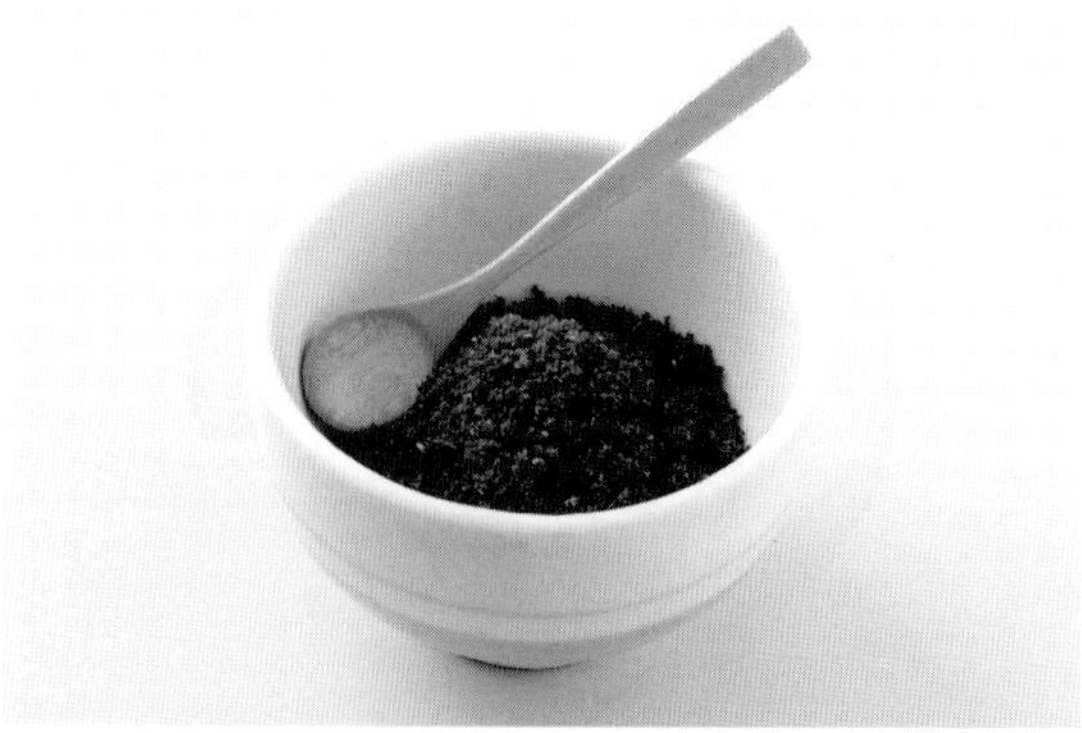

きんぴら

【材料】作りやすい量

・ごぼう …… 50g（斜め薄切りにして千切り）
・人参 …… 20g（斜め薄切りにして千切り）
・蓮根 …… 30g（薄いイチョウ切り）
・油 …… 小さじ2
・水 …… 適量
・醤油 …… 大さじ1～2

【作り方】

① 鍋に油を入れ温め、ごぼうの甘い香りがするまで炒め、鍋肌に寄せる。
② 鍋の空いたところに蓮根を入れて、ごぼうをかぶせ、合わせて炒める。人参も同様に炒め合わせる。
③ ひたひた程度の水を入れ、対流が続く程度の火で煮る。
④ ごぼうが柔らかくなったら、醤油を加えて煮汁がなくなるまで煮て火からおろす。

※蓮根がない時季は、ごぼう70g、人参30gで作ります。

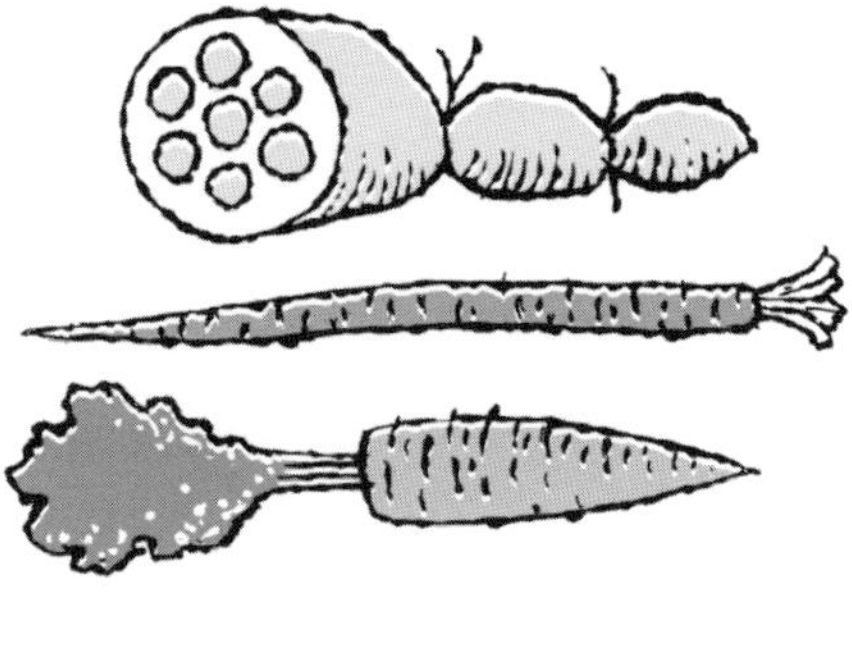

ひじき蓮根

【材料】作りやすい量

・蓮根 …… 100g
・ひじき …… 25g
・油 …… 大さじ1/2
・水 …… 適量
・醤油 …… 大さじ2〜3

※蓮根のない時季はごぼうと人参で作る

【作り方】

① ひじきは手早く洗ってザルにあげ、水を切り、2.5~3cmの長さに切る。
② 蓮根は縦四つ切にし、薄いイチョウ切りにする。節の固い部分は薄いイチョウ切りにする。
③ 鍋に油を入れ温め、蓮根を炒め、次にひじきを炒める。
④ 材料がかぶる位の水を加えながら、ゆっくり対流が起こる火加減で煮込む。
⑤ ひじきが柔らかくなったら醤油大さじ1〜2を入れ、煮汁がほぼなくなるまで煮て、塩気を確認してから残りの醤油をからめて火からおろす。

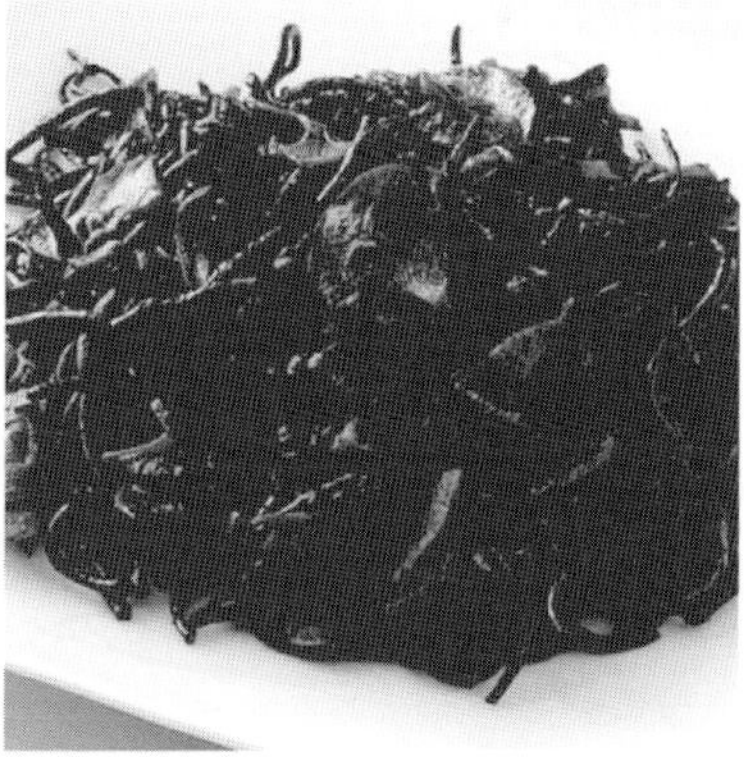

ひじきこんにゃく

蓮根が手に入らない時季に・・・

【材料】作りやすい量

・こんにゃく…… 1/3枚（灰汁抜きして2～3mmの厚さの短冊切り）
・ひじき…… 25g（手早く洗って水をきり、食べやすい長さに切る）
・油…… 大さじ1/2
・水…… 適量
・醤油…… 大さじ2～3

【作り方】

① 鍋を温め油を入れ、こんにゃくを炒め、次にひじきを炒める。
② 材料がかぶる程度の水を加え、ゆっくり対流が起こる火加減で煮込む。
③ ひじきが柔らかくなったら醤油大さじ1～2をまわし入れ、煮汁がほぼなくなるまで煮て、塩気を確認して残りの醤油をからめて火からおろす。

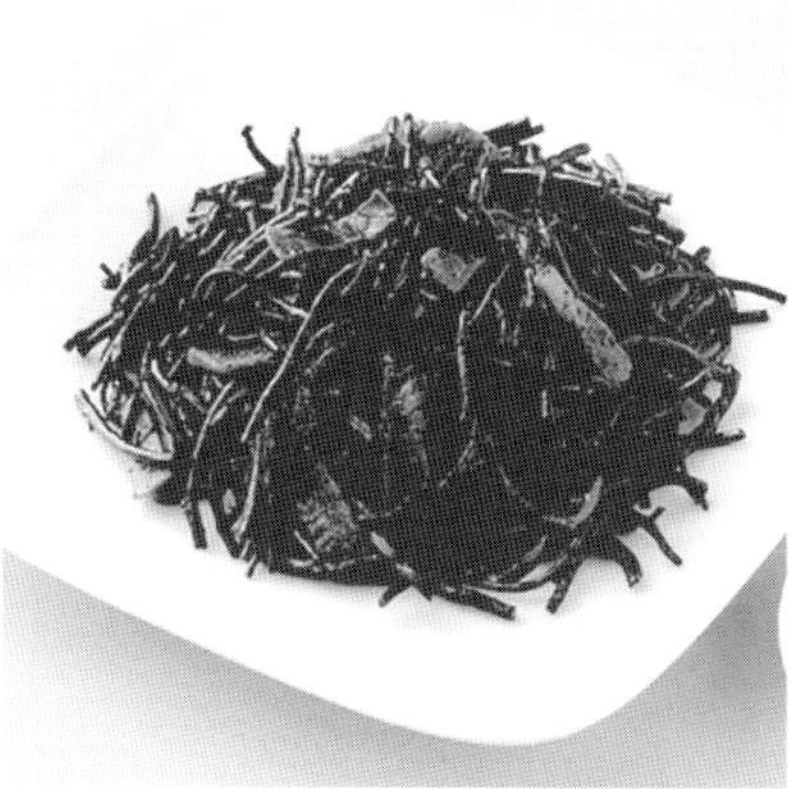

小豆南瓜

【材料】5人分

・小豆…… 1/2カップ
・水……小豆の7〜8倍
・塩……小さじ1/2弱
・南瓜……（正味）75〜150g（2cm角に切る）

【作り方】

① 小豆を洗い、小豆の量の3倍量の水を加え、中火にかける。
② 鍋が沸いてきたら蓋を取り、小豆の生臭さが抜けるまで煮る。
③ 生臭さが抜けたら、蓋をして火を弱め、ときどき差し水をしながら柔らかくなるまで煮て、塩小さじ1/4と残りの水を加え、味がなじむまで煮る。
④ 南瓜に③を加え、残りの塩を入れ、さらに南瓜が柔らかくなるまで煮る。

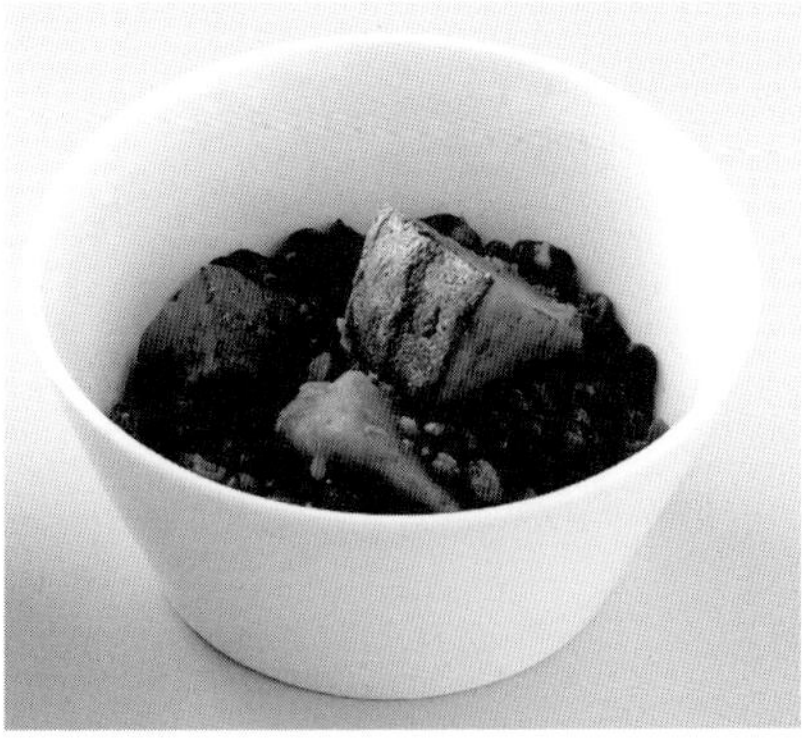

切干大根の煮物

（一例）切干大根と油揚げの煮物

【材料】５人分

・切干大根 …… 25g（ほぐして手早く水で洗いザルにあげて水を切る）
・油揚げ …… １枚（油抜きをする）
・油 …… 小さじ１
・水 …… １カップ～
・醤油 …… 大さじ１．５～２

【作り方】

① 切干大根は食べやすい長さに切る。
② 油揚げは縦半分にして細切りにする。
③ 鍋を温め油を入れ、①を炒め、②を加えて炒め合わせる。
④ 水をひたひたに加えて沸騰したら火を弱めて蓋をして煮る。
⑤ 切干大根が柔らかくなったら醤油を加えて煮含める。

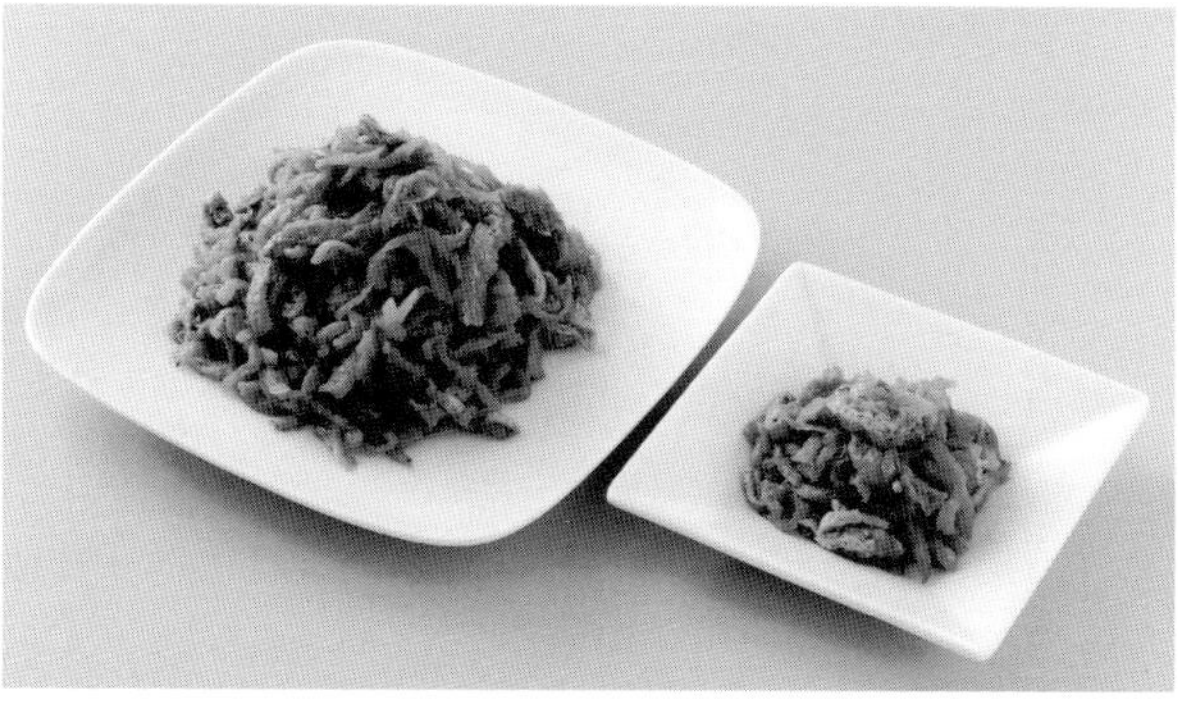

人参の蒸し煮

【材料】作りやすい量

・人参 …… 中１本（250g位）
・塩 …… 人参の重さの０．８～１％
・水 …… 少々

【作り方】

① 人参は斜め薄切りにしてから千切りにし、塩をまぶしてしばらく置く。
② 鍋を温め ①の人参を空煎りした後、水を入れて蓋をして蒸し煮にする。
※空煎り後、焦げつきそうであれば水を少々鍋肌から入れる。

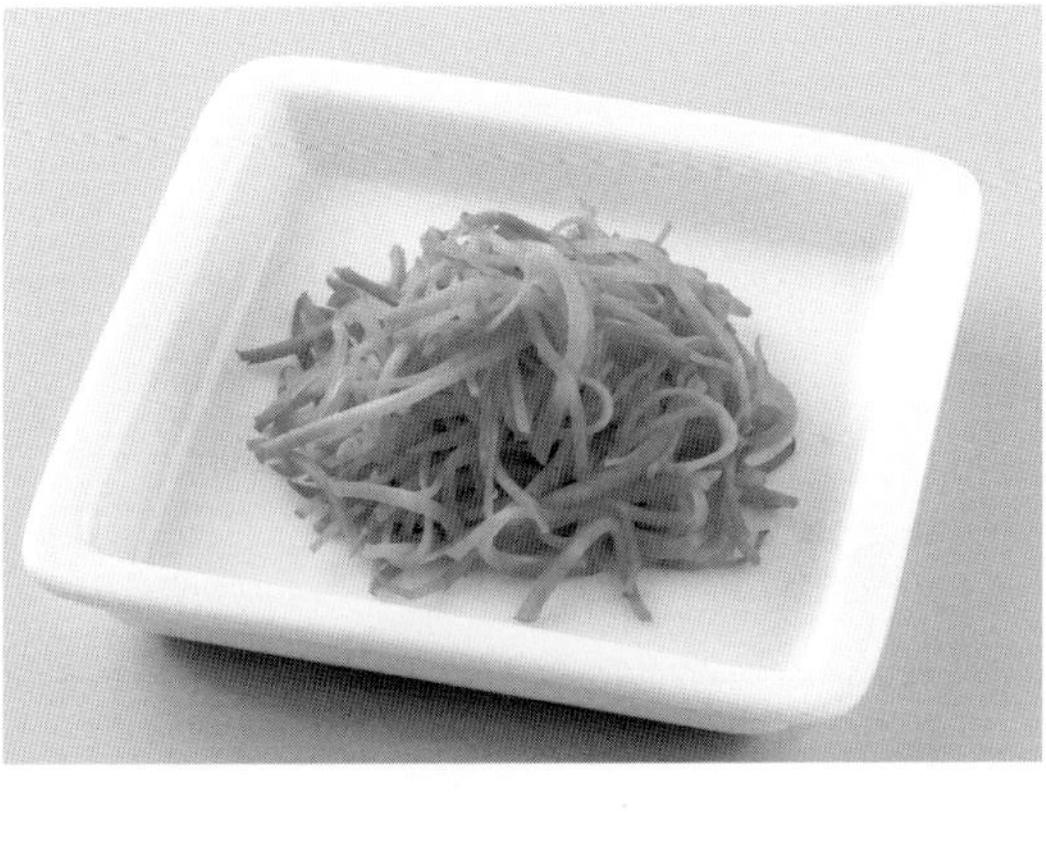

青菜のおひたし

【材料】５人分

・小松菜…… 1/２束（きれいに洗い、水を切る）
・熱湯…… たっぷり
・塩…… 大さじ１
・醤油…… 小さじ２

【作り方】

① 小松菜の根元が太いものは火が通りにくいので、包丁で切り目を入れる。
② 鍋にたっぷりの湯を沸かし塩を入れ、すぐに小松菜の根元と茎の部分のみを入れる。
③ 根元、茎に熱が入ったら全体を沈ませ、菜箸で天地返しをし、小さな泡が出てきたらザルにとって広げる。
④ ③の小松菜を軽く絞り、まな板に葉先と根元を互い違いに並べ、2.5～３cmの長さに切り、軽く絞る。
⑤ 醤油を皿に広げ、④の小松菜を立てて盛り付ける。

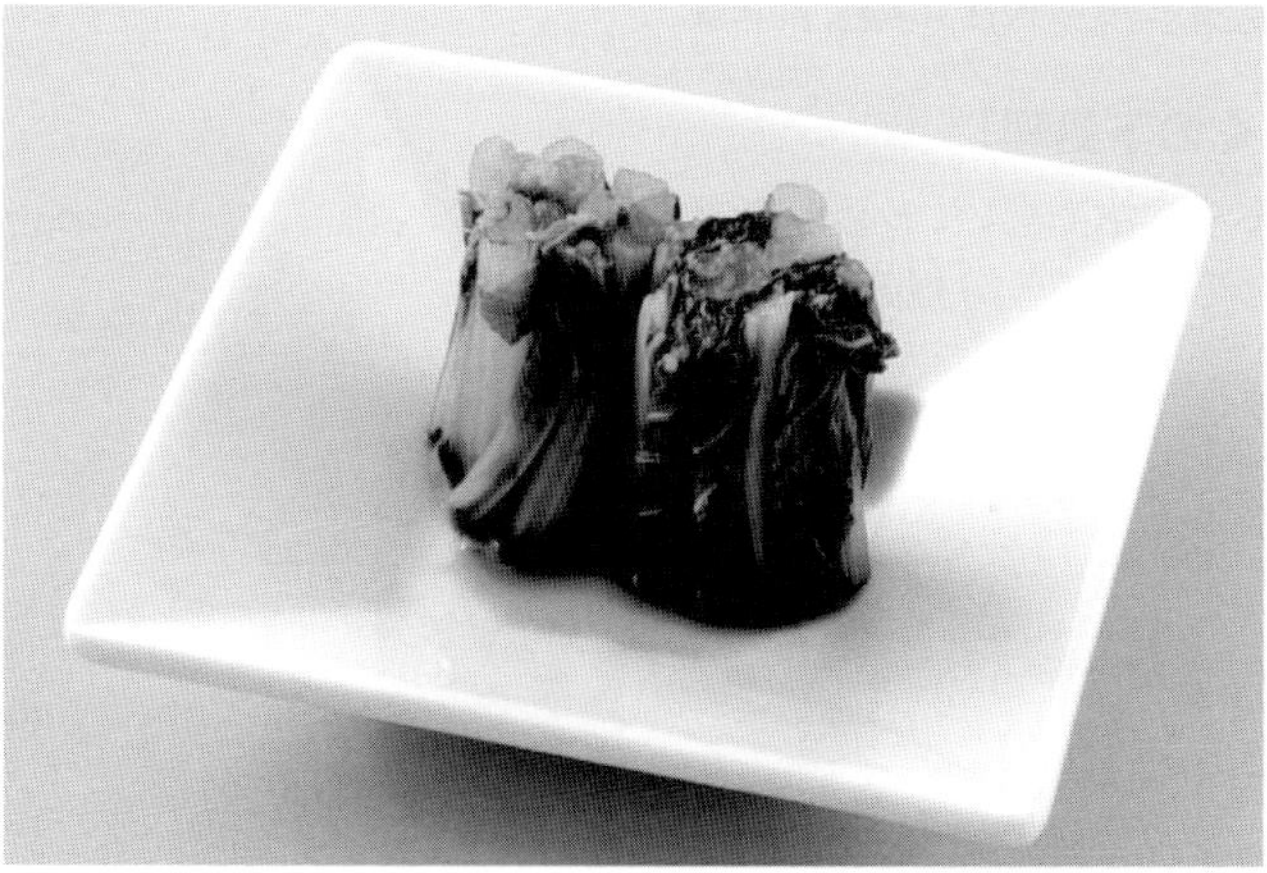

けんちん汁

【材料】５人分

・乾椎茸 …… 中１枚（柔らかく戻して、薄くまわし切り）
・こんにゃく …… 1/５枚（下処理して短冊切り）
・ごぼう …… 40g（笹がき）
・人参 …… 20g（短冊切り）
・大根 …… 40g（短冊切り）
・里芋 …… 100g（皮をむき塩でもみ、水洗いして半月切り）
・長ねぎ …… 20g（斜め薄切り）
・豆腐 …… 1/３丁（軽く水切り）
・だし汁 …… ４カップ
・油・塩・醤油 …… 各適量

【作り方】

① 鍋を温め油を入れ、ごぼう、長ねぎ、里芋、こんにゃくの順に炒める。
② ①に椎茸を加えて炒めて、椎茸に醤油を少々からめて合わせる。
③ ②に大根、人参の順に加えて炒め合わせる。
④ だし汁を入れて野菜が柔らかくなったら塩と醤油で味を調え、豆腐を手でくずして加える。
⑤ ひと煮立ちしたら火を止めて器によそう。

【こんにゃくの下処理】

① こんにゃくは水で洗い、多めの塩でもみ、しばらく置く。
② 水洗いして熱湯で５分程茹でる。

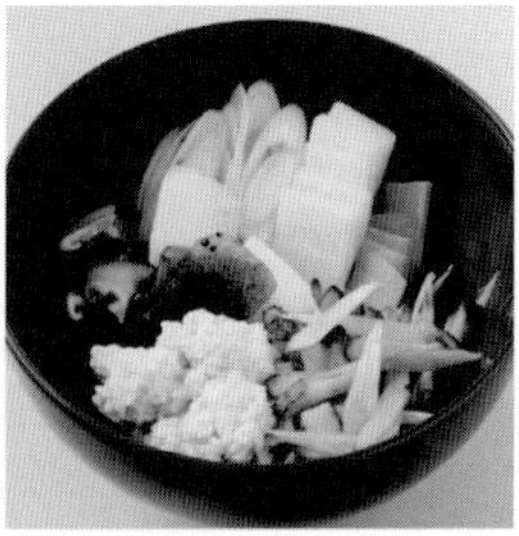

根菜の煮物

【材料】５人分

・玉ねぎ（中）…… １個（大きめのまわし切り）
・ごぼう …… 120g（乱切り）
・こんにゃく …… 1/２枚（灰汁抜きして一口大に切る）
・人参 …… 60g（乱切り）
・干し椎茸（中）…… ２枚（もどして４～５等分に切る）
・醤油 …… 少々（椎茸用）
・油 …… 大さじ１
・だし汁 …… 120cc
・醤油 …… 小さじ２
・麦味噌 …… 大さじ２
・インゲン（塩茹でしたもの）…… ５本程度

【作り方】

① 鍋を温め油を入れ、玉ねぎ、ごぼう、こんにゃく、人参の順で炒め鍋端に寄せる。
② 鍋の空いた所で椎茸を炒め、椎茸のみに醤油を少々まぶし下味を付け、①と合わせる。
③ だし汁を加えて蓋をし、対流が起る火加減で煮る。
④ ごぼうが柔らかくなったら、分量の醤油、味噌を入れて、味がなじむまで煮て火からおろし、インゲンを加えて蒸らす。

※こんにゃくの下処理は、P60を参照

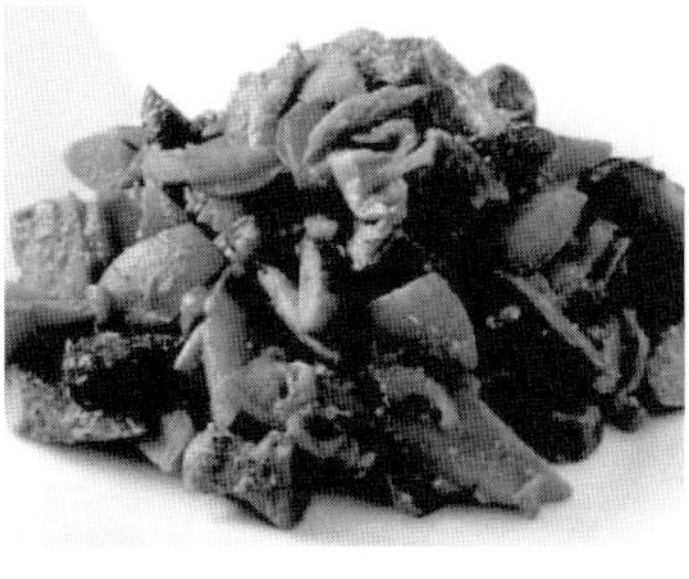

7章

体調を崩したときに
キッチンにあるものでできること

ちょっと体調を崩したときなどに、
台所にある食物を使ってカラダを調える方法をご紹介します。

梅生番茶《うめしょうばんちゃ》

疲れたときなどに、おすすめの定番茶です。味は本人がおいしく感じるように加減してください。梅干しにはクエン酸が豊富に含まれ、葛や、レンコンのおろし汁や粉末、大根おろしを加えるなど、アレンジすることもできます。

【材料】
・梅干し……1個
・醤油……小さじ1.5〜2
・生姜汁……2〜3滴
・熱い三年番茶……180cc

【作り方】
① 中くらいの梅干し1個を湯のみ茶碗に入れます。
② 種を取り去り、箸でよく突いて練ります。
③ 醤油を小さじ1杯加えてさらに練り、生姜おろし汁を2〜3滴落とします。
④ その上に熱い番茶を注ぎます。
⑤ よくかき混ぜて飲みます。

梅生番茶

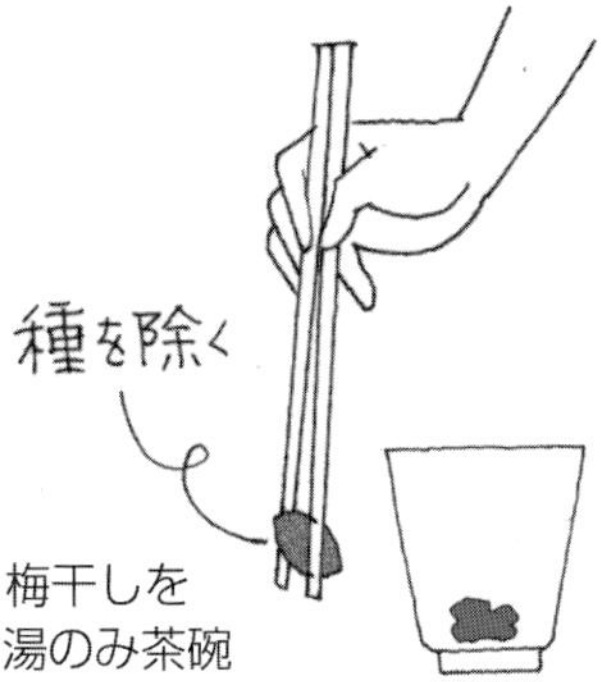

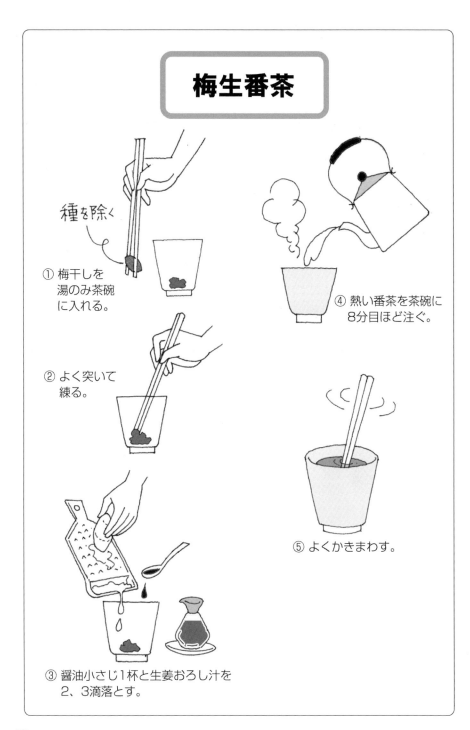

① 梅干しを
湯のみ茶碗
に入れる。

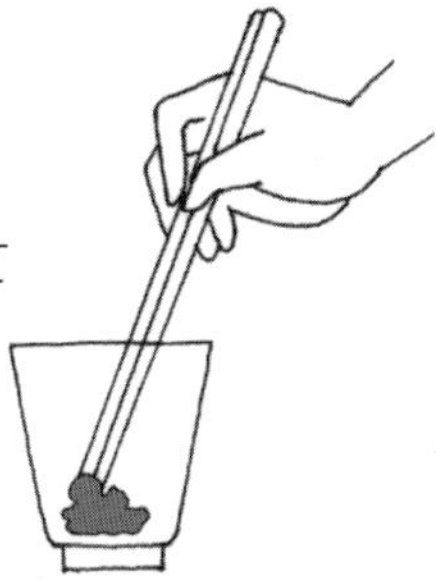

② よく突いて
練る。

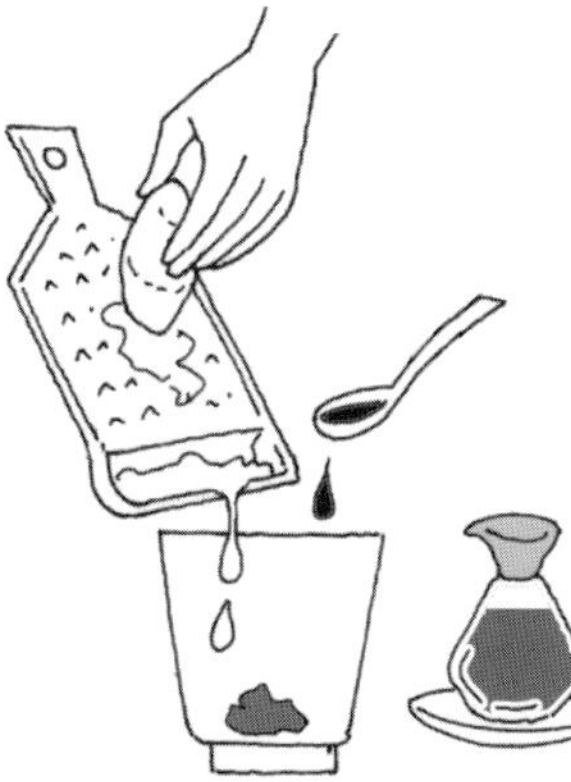

③ 醤油小さじ1杯と生姜おろし汁を
2、3滴落とす。

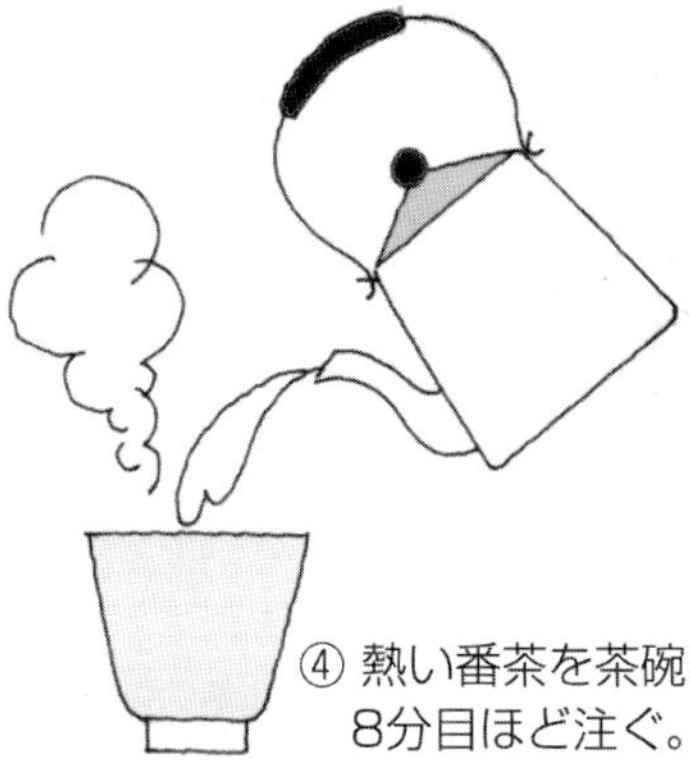

④ 熱い番茶を茶碗に
8分目ほど注ぐ。

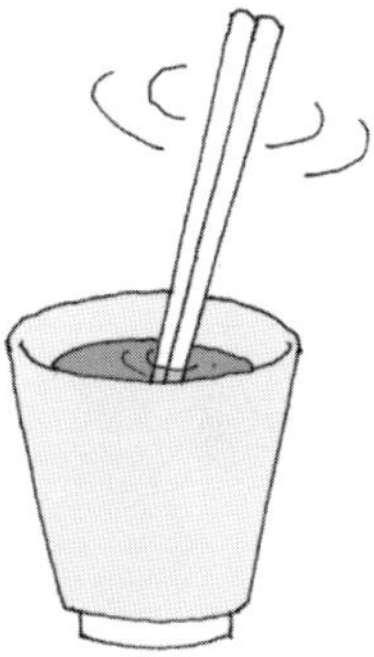

⑤ よくかきまわす。

第一大根湯（だいいちだいこんとう）

陽性な熱がでたときに、第一大根湯を飲み、布団をかぶって数十分すると、全身から発汗します。

【材料】大人1人分

・大根おろし …… 大さじ3
・生姜おろし …… 大根おろしの1割
・醤油 …… 大さじ1
・熱い番茶 …… 2カップ

【作り方】

① 大根おろしを大さじ3杯作り、どんぶりに入れる。
② 生姜おろしを大根おろしの1割加える。
③ 醤油大さじ1杯を加える。
④ 熱い番茶を注ぎ、かき混ぜて飲む。

① 大さじ3杯の大根おろしを作る。

② 1割の生姜おろしを加える。

③ 醤油大さじ1杯を加える。

④ 熱い番茶2カップを注ぐ。

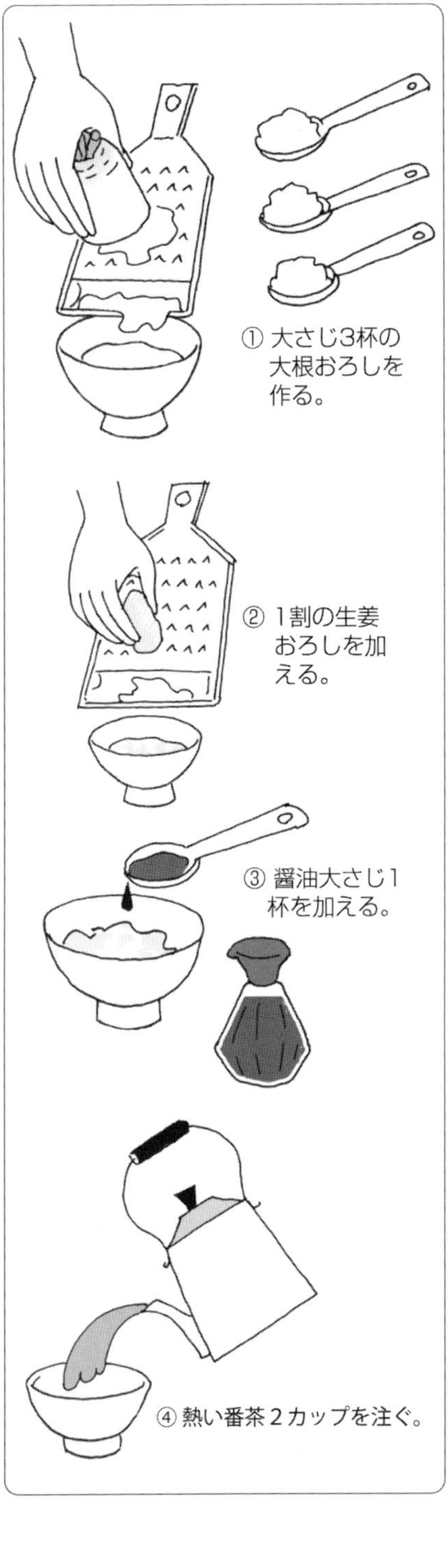

第《だい》二《に》大《だい》根《こん》湯《とう》

大根や大根おろしはタンパク質の分解を助けるため、肉や魚料理のつけあわせによく用いられ、利尿作用もあります。

【材料】 大人1人分

・大根おろし汁……大さじ3
・塩……微少
・お湯……大根おろし汁の2～3倍

【作り方】

① 大根おろし汁を大さじ3杯分作る。
② それにお湯を加え、一度さっと煮立てる。
③ 塩をひとつまみ（大根おろし汁の約2％）加える。

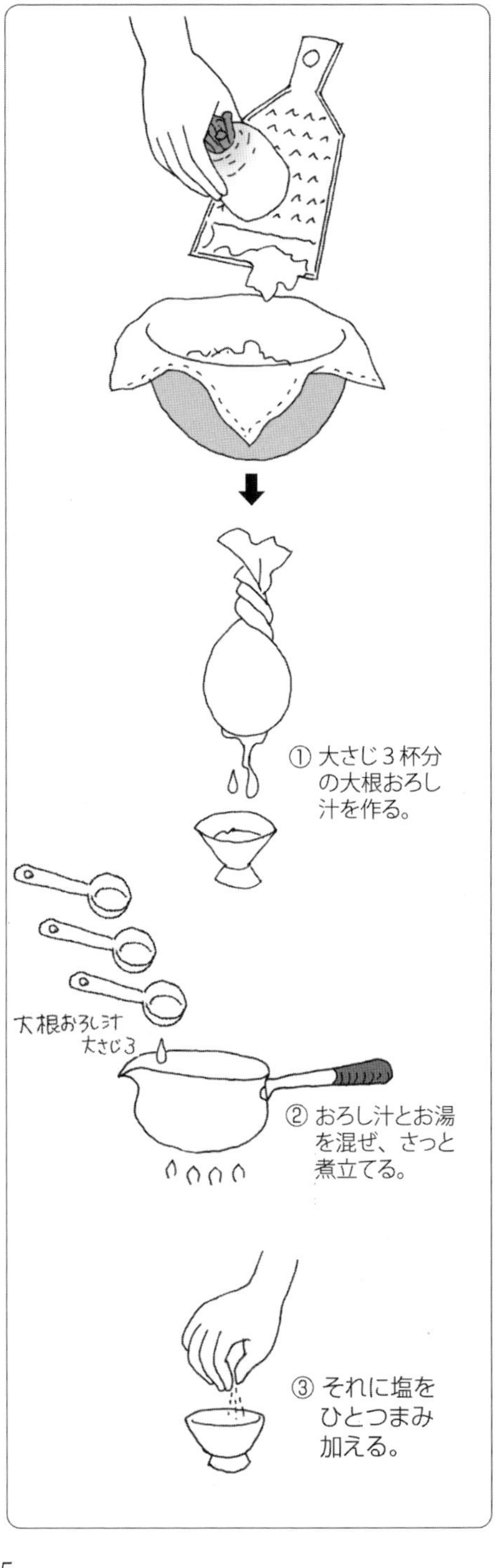

① 大さじ３杯分の大根おろし汁を作る。
大根おろし汁 大さじ3
② おろし汁とお湯を混ぜ、さっと煮立てる。
③ それに塩をひとつまみ加える。

レンコン湯《とう》

昔から知られている蓮根の飲み物です。

【材料】

・蓮根おろし汁……大さじ3
・生姜汁……2〜3滴
・塩……少々
・熱湯……蓮根おろし汁の2〜3倍

【作り方】

① 蓮根をよく洗い、皮をむかずにすりおろし、布でしぼる。
② 生姜汁を加える。
③ 塩で、うすく味つけする。
④ 熱湯を注ぐか、火にかけて煮立つ前に火からおろす。

※蓮根が手に入らない季節は、自然食品店などで販売している蓮根の粉末を利用するとよいでしょう。

葱《ね》味《ぎ》噌《み》湯《そゆ》

身体が冷えているときに、おすすめです。

【材料】

・豆味噌……15〜20g
・長ねぎ（白い部分）みじん切り……大さじ山盛り1
・熱湯……180〜200cc

【作り方】

① 豆味噌を手のひらで転がして丸める。
② 表面全体が乾き、焦げができるまで焼く。
③ 器に入れ、よくつぶし、長ねぎを加え、分量の熱湯を一気に入れ、よくかき混ぜて飲む。

小豆南瓜《あずきかぼちゃ》

煮汁の多い小豆南瓜には利尿作用があります。

【材料】

・小豆……1／2カップ
・水……小豆の10～12倍
・塩……小さじ1／2弱
・南瓜……(正味)75～150g(2㎝角に切る)

【作り方】

56ページを参照ください。(水の分量が異なりますのでご注意ください)

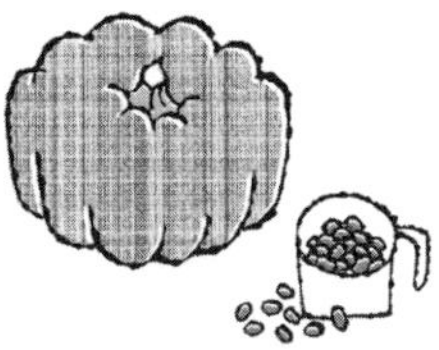

大《だい》根《こん》干《ひ》葉《ば》湯《ゆ》

女性に限らず、男性にも。

【材料】

・大根干葉……　4～5株
・水……　4～7リットル
・塩……　1／2カップ
・タライ（またはベビーバス）

【やり方】

① 大根の葉を茶色になるまで陰干しし、干葉を作ります。（干葉は自然食品店などで売っていることもあります）
② 鍋に3リットルほどの水を入れ、干葉2株分と塩ひとにぎりを入れて、湯が濃い茶色になるまで煎じ出します。
③ タライ（またはベビーバス）に煮汁を入れます。
④ 温度が45度程度になったら腰だけをつけて温めます。
⑤ 時間は20～30分。冷めてきたらさし湯をします。毎日、夜寝る前に行なうとよいでしょう。

※できれば湯温を計る温度計と、湯気が逃げないようにするために体とタライを覆う大きなビニール風呂敷（またはビニール袋）を用意するとよいでしょう。

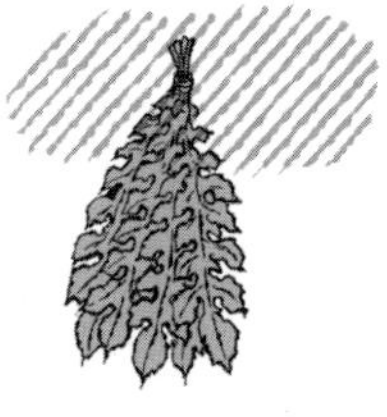

① 大根葉を茶色になるまで陰干しする。

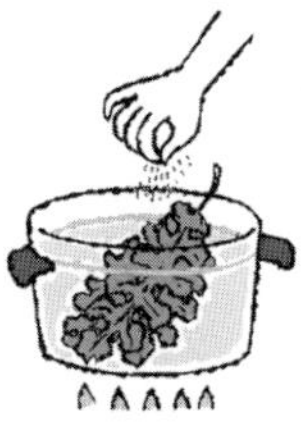

② 干葉４～５株分、水、塩を入れて、湯が濃い茶色になるまで煎じる。

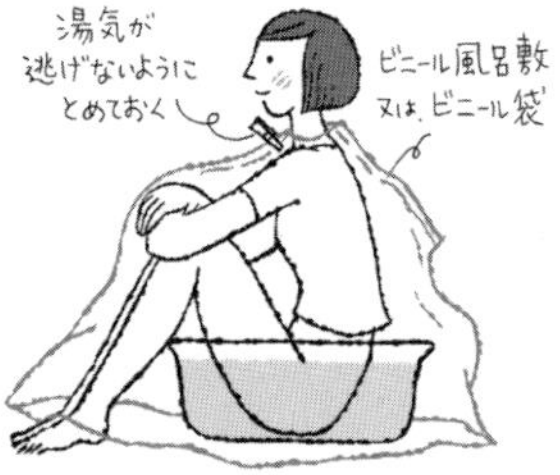
湯気が
逃げないように
とめておく
ビニール風呂敷
又は、ビニール袋

③ 煮汁をタライに入れ、45°Cくらいになったら腰だけつける。

マクロビオティックをもっとよく知る

日本CI協会のご案内

日本CI協会は、マクロビオティックを提唱した桜沢如一によって設立された最も歴史のあるマクロビオティック普及団体です

【日本CI協会の主な活動】

Web版季刊「マクロビオティック ジャーナル」の発行

1948年から2023年3月まで続いた「月刊マクロビオティック」の後継雑誌で、年4回季刊発行する電子雑誌です。

日本CI協会サイトで無料会員登録していただくと、さまざまな端末に合わせていつでも閲覧することが出来ます。

マクロビオティックと関わる生活、思想、哲学、教育、農業、仕事など広範な情報を紹介すると共に、マクロビオティックの研究を促進する論考なども掲載する専門誌ですが、「マクロビオティックに興味を持った」「これからマクロビオティックを勉強したい」などの方々にも有益な情報が満載です。どうぞお気軽にアクセスして下さい。

https://ci-kyokai.jp

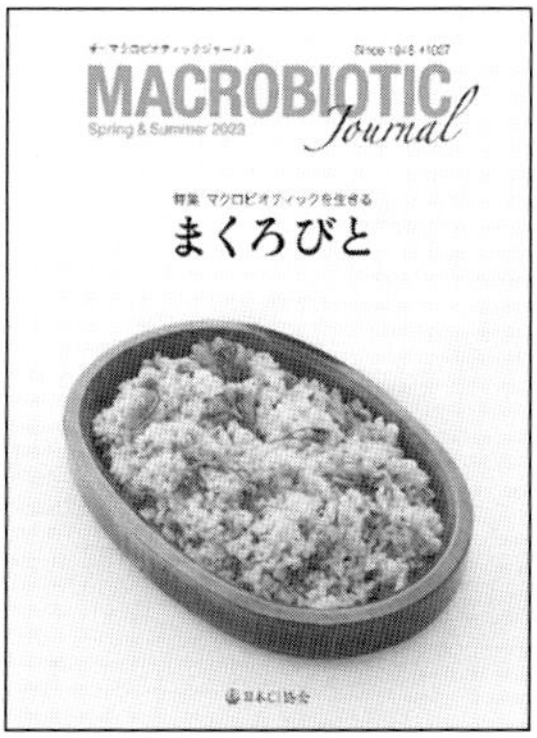

2023年 春夏号

マクロビオティック
ジャーナルはこちらから

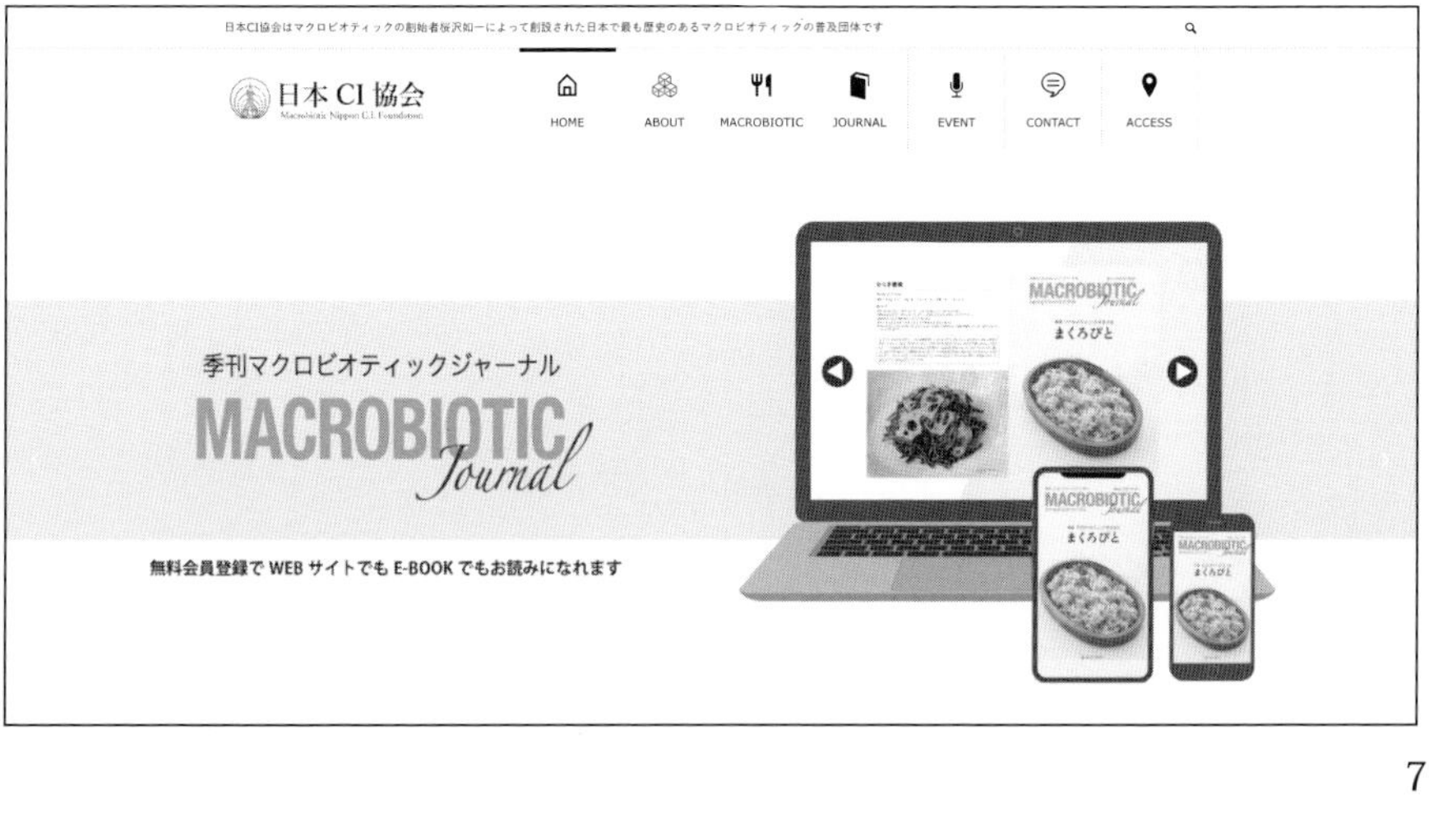

【日本CI協会の主な活動】

料理教室の運営「マクロビオティッククッキングスクール リマ」

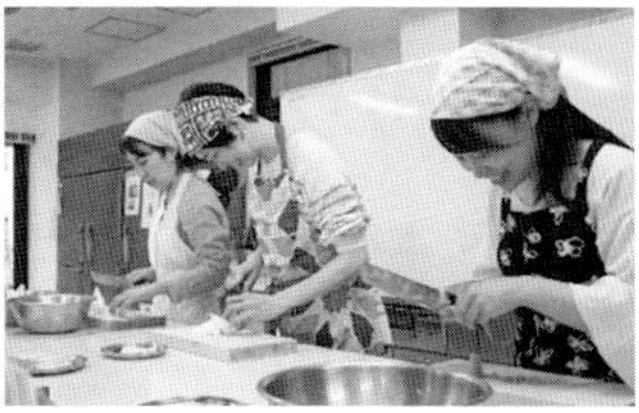

桜沢里真が1965年に創立した歴史を誇る伝統校。世界で初めてのマクロビオティック料理教室です。料理だけではなく、調理や食材を通して、食の大切さや考え方まで「ココロとカラダ」の全部を学べます。

初心者向けのベーシックⅠから始めて、ハイレベルな講座までステップアップしていきます。ベーシックⅠ・Ⅱでは、まず季節や体調に合わせた玄米の炊き方や基本食の作り方、陰陽調和の考え方の基本などを学びます。

体験レッスン

マクロビオティックの基本の考え方、食事法などについて、マクロビオティッククッキングスクール リマ認定インストラクターが、わかりやすく＆丁寧にお伝えする、初めての方向けのレッスンです。

※調理の実習はなく、講義と試食体験を中心とした内容です。

体験レッスンは
こちらから

マクロビオティッククッキングスクール リマ
https://lima-cooking.com

Web版　季刊「Life is Macrobiotic（LM）」の発行

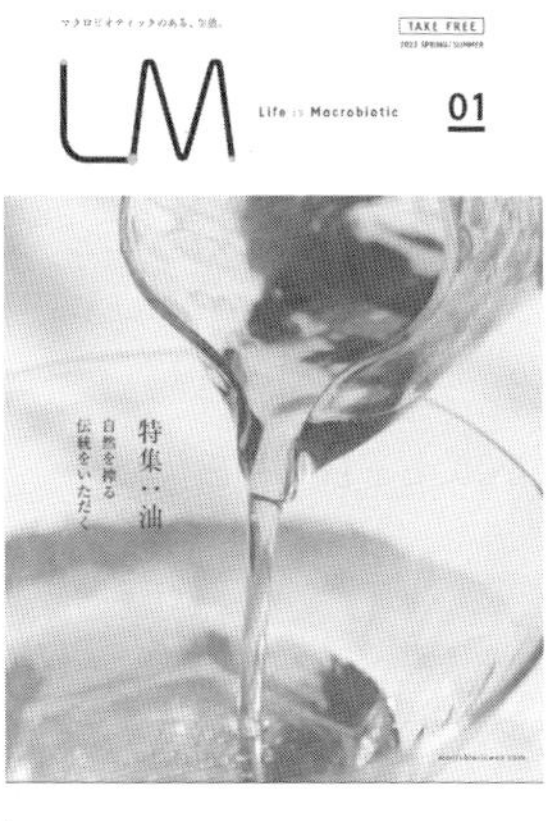

暮らしをつくる「食材」にフォーカスしたマガジンの特集記事や連載記事などを随時掲載。

マクロビオティックを知らないという方にも、よく知っている方にも、新鮮な情報を揃えて、身体と心にいい食や暮らしの情報をお届けしていきます！

「Life is Macrobiotic」
https://macrobioticweb.com

オーサワジャパングループのご案内

●自然食品店向けの食品卸

オーサワジャパン株式会社

＜本社＞　〒153-0043　東京都目黒区東山 3-1-6
TEL：03-6701-5900

＜東日本物流センター＞
〒336-0033　埼玉県さいたま市南区曲本 1-18-8
TEL：048-610-8050

＜西日本物流センター＞
〒571-0035　大阪府門真市桑才 15番 18号
TEL：072-887-6090

●通信販売

LIMA
Life is Macrobiotique

リマの通販

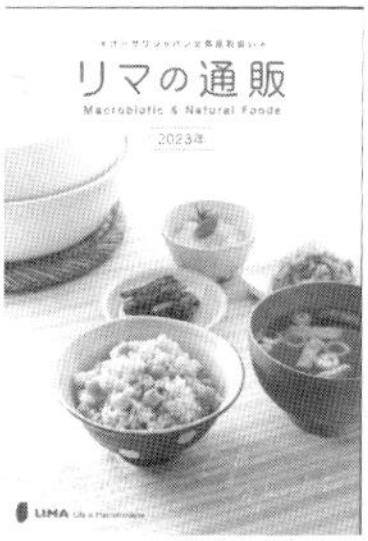

マクロビオティック食品やナチュラル・オーガニック食品を中心に、安心安全な商品を全国のお客様にお届けしております。オーサワジャパン全商品に加えて、独自で選んだリマセレクション商品、こだわりのリマ特選産直品など、からだにやさしい厳選した食品や雑貨などを多数取り揃えております。

ご注文やカタログのご請求はこちら

無料ダイヤル　0120-328-515　営業時間 10:00～17:00 土・日・祝日休業
無料 FAX　0120-328-505　24 時間受付
WEB　lima-netshop.jp　リマネットショップ

オーサワジャパングループのご案内

●マクロビオティックを中心とした自然食品のお店

マクロビオティック、ナチュラル・オーガニック食品を中心に、有機栽培玄米や毎日入荷する新鮮野菜、ヴィーガン弁当や天然酵母パン、自然派化粧品、雑貨など、からだに優しい商品を多数取り揃えております。

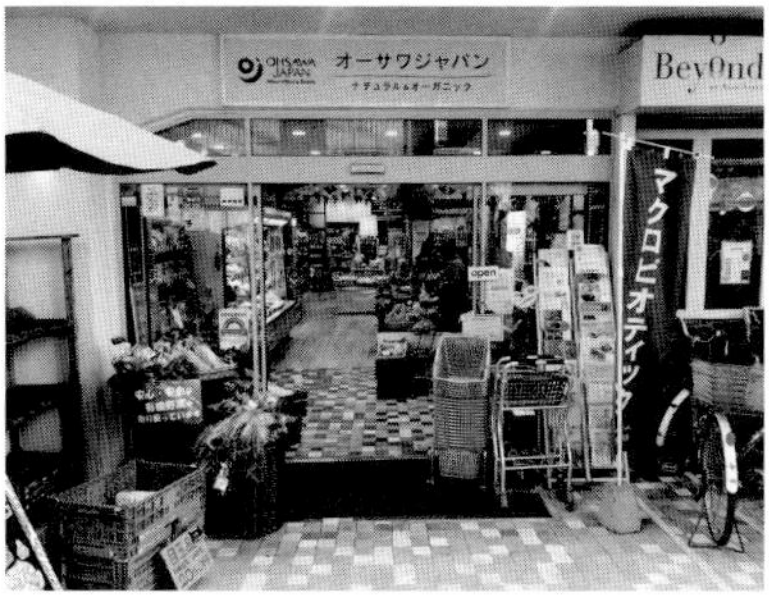

2階には料理教室があり、マクロビオティックを基本から学ぶことができます。
「いきなり教室に通うのは敷居が高い」と思われる方でも安心して教室の雰囲気を体験できる「体験レッスン」が大好評。
マクロビオティックの基礎・基本が学べる上に玄米の試食も出来ます。受講料は1,000円です。

ポイントカード新規会員様募集中！
100円ごとに1ポイント付与。
1ポイントは1円として、次回のお買物から使えます。
新規ご登録特典として「体験レッスン無料券」を進呈中です。
ぜひご利用ください。

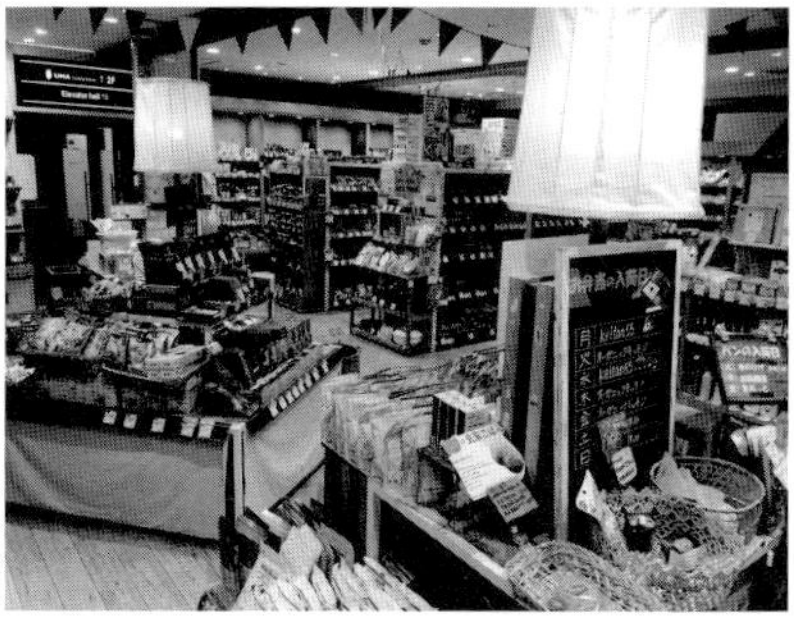

オーサワジャパン池尻大橋店

住　所
〒153-0043
東京都目黒区東山 3-1-6
TEL　03-6701-3277
FAX　03-6701-6916

アクセス
東急田園都市線「池尻大橋駅」東口より徒歩３分

営業案内
11：00 ～ 19：00　　定休日なし

マクロビオティックをもっとよく知る

[正食協会のご案内]

●正食協会とは

1957年(昭和32年)設立。マクロビオティックの創始者で世界的に活躍した桜沢如一の意思を受けた岡田周三によって正食協会の活動は始まりました。

1958年(昭和33年)、現「むすび」誌の前身「健康と平和」を創刊。

以来、半世紀以上にわたり、正食クッキングスクールや講義・セミナーを通じて、一貫してマクロビオティックの普及と啓発活動に努めています。

～正食協会の歩み～

1957年	「食養新生会」発足(福泉寺:大阪市中央区)。月刊機関誌「健康と平和」創刊。
1960年	第一回健康学園を滋賀県比良蓬莱山麓「青少年の家」にて開催。
1966年	PU正食センターを福泉寺内に開設し、以後の活動拠点となる。
1969年	食養新生会を「世界正食協会」と改め、正食普及活動の拡大を図る。拠点を谷町九丁目に移す。同時に自然食品の普及のため「ムソー食品株式会社」を設立。機関誌「健康と平和」を「正食」に改題。
1974年	大阪市東区に移転。
1980年	機関誌「正食」を「コンパ21」に改題。
1983年	創始者、岡田周三没。「世界正食協会」を「正食協会」と改める。
1985年	第一期正食料理リーダー養成講座をスタートする。
1996年	中央区大手通(現住所)に移転。
1998年	機関誌「コンパ21」を「正食」に改題。
2001年	機関誌「正食」を「むすび」に改題。「むすび」新創刊記念講演会開催。
2008年	正食協会設立50周年記念ムソー創業40周年記念講演会「身体と環境にやさしいマクロビオティック」開催。
2010年	マクロビオティック講演会「食でつくる、こころとからだ」開催。 マクロビオティック講演会「こどもとおとなの正しい食育」開催。
2012年	正食協会理事による講演会「ココロの豊かさは食がつくる」開催。
2014年	子育て応援食育フォーラム「子どもに身につけてほしい"良い習慣と生きる力"」講演会開催。 子育て応援食育フォーラムPart2「強く、かしこく、しなやかに一食で引き継ぐ次世代へのバトン」講演会開催。
2015年	いのち育む子育てフォーラム「食がつくる 未来と暮らし」講演会開催。
2017年	医と食 健康フォーラム「健やかな歯とからだをつくる」開催。

◇セミナー・出版事業

多彩な講師による、マクロビオティックを身につけるための各種講座・セミナーを定期的に開催しています。またマクロビオティック月刊誌「むすび」の発行を中心に、関連書籍を出版しています。「むすび」では、国内外のマクロビオティック情報、料理レシピ、食生活や健康、子育て、食育、環境問題など幅広いテーマを取り上げています。(書店では取り扱っていません)

◇月刊誌「むすび」

年間購読のお申込みとバックナンバーの注文を随時受け付けております。

またホームページでは、最新号の特集記事の一部をご覧いただけます。

月刊「むすび」
申込フォーム

【定期購読のお申込み】
TEL 06-6941-7506(正食協会事務局)またはホームページからお申込みください。

月刊「むすび」購読料金
年間購読料金:7,600円(消費税・送料込み)/一冊購読料金:680円(消費税込み、別途送料)

正食協会 JAPAN MACROBIOTIC ASSOCIATION
〒540-0021 大阪市中央区大手通2-2-7 TEL 06-6941-7506 FAX 06-6941-7039
https://www.macrobiotic.gr.jp/

マクロビオティックをはじめましょう！

正食クッキングスクール

●初級コース（基本をしっかり学ぶコース）60,500 円（税込）テキスト代・食材費を含む

正食料理の基本のメニューを通して、調理器具の扱い方、玄米の炊き方、野菜の洗い方や切り方など、調理の基本を学びます。

●中級コース（陰陽の考え方、正食料理の幅が広がるコース）63,800 円（税込）テキスト代・食材費を含む

正食の家庭料理、食養料理の基本となるメニューを学びます。より季節感のある食材を使ったメニューの幅が広がり、マクロビオティックを知らない家族やお友達にも喜ばれるバラエティに富んだ料理が盛りだくさんです。

●上級コース（学びを深め視野を広げ、判断力をつけるコース）158,400 円（税込）テキスト代・食材費を含む

マクロビオティックの基礎である食養・食箋料理、旬の食材を使った料理、懐石や普茶料理など、伝統の調理技術や知恵を学ぶとともに、料理を通じて日本ならではの精神性も深めていきます。

※受講に当たっては、別途、むすび誌購読料（1 年間）が必要です。
むすび誌年間購読料　1 年間：7,600 円（消費税・送料込）

■正食クッキングスクール・ネットワーク教室

正食協会では、多くの方々が気軽に学べるよう、初級・中級コースが受講できるネットワーク教室を全国各地に展開しています。
正食協会認定の指導員・講師が、大阪本校と同じ内容で、統一した指導方針に沿って指導いたします。ネットワーク教室で初級･中級を修了された方には、大阪本校の上級コースに進むことができます。

【九州】　都城市・佐賀市・熊本市
【中国】　出雲市・宇部市・尾道市
【近畿】　神戸市・大津市・生駒郡
【北陸】　金沢市・越前市
【関東】　稲城市・八千代市

ネットワーク教室詳細

【お申込み・お問合せ】
正食協会　**正食クッキングスクール大阪本校**
JAPAN MACROBIOTIC ASSOCIATION ／ Macrobiotic Cooking School
〒540-0021　大阪市中央区大手通 2-2-7
TEL 06-6941-7506　FAX 06-6941-7039

マクロビオティックガイドブック　2023年改訂版

2023年7月1日　発行

発行所　日本CI協会
〒153-0043　東京都目黒区東山三丁目1番6号
TEL　03-6701-3285
イラスト　大羽りゑ
印刷・製本　図書印刷株式会社

　ISBN 978-4-88921-311-9